Tropon-Symposium IX

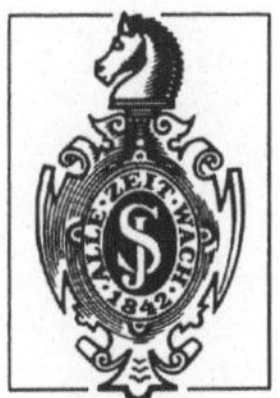

Versorgungsstrukturen in der Psychiatrie

Herausgegeben von Fritz Reimer

Mit 15 Abbildungen und 20 Tabellen

Springer-Verlag
Berlin Heidelberg New York
London Paris Tokyo
Hong Kong Barcelona
Budapest

Tropon-Symposium IX
am 22. 10. 1993 in Köln

Prof. Dr. Fritz Reimer
Psych. Landeskrankenhaus Weißenhof
74184 Weinsberg-Weißenhof

ISBN-13:978-3-540-58050-8   e-ISBN-13:978-3-642-85147-6

DOI: 10.1007/978-3-642-85147-6

Die Deutsche Bibliothek – CIP-Einheitsaufnahme
Versorgungsstrukturen in der Psychiatrie: mit 15 Abbildungen und 20 Tabellen / hrsg. von. –
Berlin; Heidelberg; New York; London; Paris; Tokyo; Hong Kong; Barcelona; Budapest:
Springer, 1994
   (Tropon-Symposium; 9)
   ISBN-13:978-3-540-58050-8
NE: Reimer, Fritz (Hrsg.); Tropon-Werke <Köln>: Tropon-Symposium

Satz: Storch GmbH, Wiesentheid
SPIN: 101 348 19   25/3130-543210 – Gedruckt auf säurefreiem Papier

Begrüßung

O. RHODE
Geschäftsführer Troponwerke Köln

Sehr geehrter Professor Reimer,
meine sehr verehrten Damen, sehr geehrte Herren,
zu unserem diesjährigen Tropon-Symposium möchte ich Sie ganz herzlich begrüßen. Heute findet dieses Symposium zum 41. Mal statt, und wir freuen uns sehr, daß Sie auch in diesem Jahr den Weg nach Köln gefunden haben.

Unser ganz besonderer Dank gilt Ihnen, Herr Professor Reimer, dafür, daß Sie den Vorsitz des Symposiums übernommen und die Mühe der wissenschaftlichen Organisation auf sich genommen haben. Nicht minder danken wir den Referenten für Ihre Bereitschaft, uns an ihren Erfahrungen und neuen Erkenntnissen teilhaben zu lassen.

Unsere heutige Zusammenkunft widmet sich einem Gebiet, das für den psychiatrischen Alltag höchst relevant ist: den Versorgungsstrukturen in der Psychiatrie. Der Themenkomplex umspannt die psychiatrische Versorgung in Universitätskliniken und Landeskrankenhäusern ebenso wie in ambulanten nervenärztlichen Institutionen. Wichtige zu erörternde Aspekte sind unter anderem das Bild der Psychiatrie in der Öffentlichkeit, die gemeindenahe Versorgung und das Psychotherapeutengesetz. Auch medizinisch-praktische Themen kommen nicht zu kurz. So werden wir beispielsweise über Möglichkeiten der Behandlung von nicht einwilligungsfähigen Patienten hören. Für viele von besonderem Interesse werden vermutlich die Referate über die psychiatrische Versorgung in den neuen Bundesländern sowie über zukünftige Strukturen der psychiatrischen Versorgung sein.

Dieses Jahr findet das Tropon-Symposium unter erschwerten wirtschaftlichen Rahmenbedingungen statt. Der durch das Gesundheitsstrukturgesetz begründete Einschnitt belastet speziell die Pharmaindustrie in erheblichem Maße. Damit verbunden ist die Sorge um die gesamtwirtschaftliche Situation und das Problem der Sicherung des Forschungsstandortes Deutschland. Sicherlich werden wir nicht umhin können, auch in unserem Hause strukturelle Änderungen vorzunehmen. Dies allerdings mit der klaren Zielrichtung, unserer selbstgestellten Verpflichtung auf dem Gebiet der ZNS-Forschung auch weiterhin nachzukommen und Ihnen nach wie vor ein wertvoller Partner zu sein in der Bewältigung alltäglicher und spezieller psychiatrischer Probleme.

Das heutige Symposium soll den Blick auf die Zukunft lenken. Die Auswahl hochrangiger Referenten und das fachkundige Auditorium läßt eine lebhafte Diskussion erwarten. Ich freue mich mit Ihnen auf einen interessanten und anregenden Tag und wünsche unserem Symposium einen erfolgreichen Verlauf.

Vorwort

Prof. Dr. med. F. Reimer

Mit großem Vergnügen bin ich dem Wunsch der Firmenleitung gefolgt und habe das 9. Tropon-Symposium vorbereitet.

„Versorgungsstrukturen" sind üblicherweise nicht Gegenstand wissenschaftlicher Veranstaltungen. Häufig geht es entweder um praktische Probleme der Versorgung oder nur um die Diskussion theoretischer Konzepte. Um so zufriedener konnte man mit dem 9. Symposium sein. Es war nämlich geglückt, wissenschaftliche Bezüge mit praktischen zu vereinen und für alle Facetten des Themas äußerst kompetente Referenten zu gewinnen.

Der Firmenleitung sei Dank, daß es möglich war, mit Ihrer Hilfe dieses Symposium durchzuführen.

Inhaltsverzeichnis

Mitarbeiterverzeichnis

ANGERMEYER, M. C., Prof. Dr. med.
Zentralinstitut für Seelische Gesundheit, Abteilung Psychiatrische
Soziologie, J 5, 68159 Mannheim

BOCHNIK, H. J., Prof. Dr.
Psychiatrische Universitätsklinik, Heinrich-Hoffmann-Straße 10,
60528 Frankfurt/M.

FINZEN, A., Prof. Dr.
Psychiatrische Universitätsklinik, Wilhelm-Kleink-Straße 27
CH-4035 Basel

KEIL, G., Prof. Dr.
Vorstand des Instituts für Geschichte der Medizin der Universität
Würzburg, Oberer Neubergweg 10a, 97074 Würzburg

KOMMER, D., Dipl.-Psych.
Bassermannstraße 27, 68165 Mannheim

KONRAD, M., Dr. biol. hum., Dipl.-Psych.
Psychiatrisches Landeskrankenhaus Weißenau, Akademisches
Krankenhaus der Universität Ulm, Weingartshofer Straße 2,
88214 Ravensburg

LANCZIK, M., Dr. med.
Oberarzt der Klinik, Psychiatrische Klinik der Universität,
Füchsleinstraße 15, 97080 Würzburg

LORENZEN, D., Priv.-Doz., Dr. Dipl.-Psych.
Psychiatrisches Landeskrankenhaus Weißenhof, 74189 Weinsberg

NEDOPIL, N., Prof. Dr. med.
Psychiatrische Universitätsklinik und Poliklinik, Nußbaumstraße 7,
80336 München

REIMER, F., Prof. Dr. med.
Direkter des Psychiatrischen Landeskrankenhauses Weißenhof,
74189 Weinsberg

SCHIFFERS, J., Dr.
Psychiatrische Klinik der Universität, Füchsleinstraße 15,
97080 Würzburg

SCHMIDT-MICHEL, P.-O., Dr.
Psychiatrisches Landeskrankenhaus Weißenau, Akademisches
Krankenhaus der Universität Ulm, Weingartshofer-Straße 2,
88214 Ravensburg

ULMAR, G., Prof. Dr.
Psychiatrisches Landeskrankenhaus Wiesloch, Behandlungszentrum
II, Postfach 14 20, 69168 Wiesloch

1 Das Bild der Psychiatrie in der Öffentlichkeit

M. C. ANGERMEYER

Neuerdings findet die Frage, wie die Öffentlichkeit über die Psychiatrie denkt, bei Forschern wie Praktikern vermehrt Interesse. Inwieweit ist es gelungen, die Kluft zwischen Gesellschaft und Psychiatrie zu verringern? Haben die Reformbemühungen, die Mitte der siebziger Jahren eingeleitet wurden, tatsächlich ihr Ziel erreicht? In mehreren, zwischen 1990 und 1993 durchgeführten Repräsentativerhebungen in beiden Teilen Deutschlands wurde diesen Fragen nachgegangen. Wie sich gezeigt hat, ist die Haltung der Bevölkerung gegenüber dem psychiatrischen Krankenhaus noch immer durch eine starke Ambivalenz gekennzeichnet. Zwar sieht man einen therapeutischen Auftrag, man zweifelt aber deutlich daran, ob dieser auch tatsächlich erfüllt wird. Der Einrichtung psychiatrischer Abteilungen in Allgemeinkrankenhäusern und von Wohngemeinschaften für psychisch Kranke (insbesondere in der Umgebung der eigenen Wohnung) steht man reserviert gegenüber. Noch immer besteht eine große Kluft zwischen den Vorstellungen des Laienpublikums bezüglich einer adäquaten Behandlung und der psychiatrischen Lehrmeinung. Erstaunlich ist das positive Gesamtbild vom Psychiater, obwohl in Ostdeutschland die Psychiatrie nach Einschätzung der Bevölkerung in erheblichem Maße in die Verfolgung von Regimegegnern verstrickt war.

1.1 Einleitung

Neuerdings findet die Frage, wie die Öffentlichkeit über die Psychiatrie denkt, bei Forschern wie Praktikern vermehrt Aufmerksamkeit. In Programmen wissenschaftlicher Tagungen stößt man immer häufiger auf Beiträge zu diesem Thema. Die Gründe dafür sind sicher vielfältig. Eine Rolle dürfte unter anderem spielen, daß man sich zunehmend die Frage stellt, inwieweit denn die Reformbemühungen, die durch den Mitte der 70er Jahre erschienenen Bericht der Enquetekommission angestoßen worden sind, tatsächlich ihr Ziel erreicht haben, die Kluft zwischen Gesellschaft und Psychiatrie abzubauen und die Akzeptanz für ihre Behandlungs- und Betreuungsangebote zu erhöhen.

Diese und ähnliche Fragen motivierten uns, in den letzten Jahren eine Reihe von Repräsentativerhebungen bei der deutschen Bevölkerung durchzuführen – zunächst in der „alten" Bundesrepublik, später auch in den „neuen" Bundesländern. Dabei interessierten uns vier Aspekte der Einstellung zur Psychiatrie:

Tropon-Symposium, Bd. IX
Versorgungsstrukturen in der Psychiatrie
Hrsg. F. Reimer
© Springer-Verlag Berlin Heidelberg 1994

– die Vorstellungen über das psychiatrische Krankenhaus,
– die Akzeptanz moderner Formen der psychiatrischen Versorgung,
– die Beurteilung psychiatrischer Behandlungsmethoden,
– das Image der in der Psychiatrie Tätigen.

Eine gravierende Einschränkung müssen wir allerdings gleich zu Beginn machen: Eine Antwort auf die sicher am meisten interessierende Frage nach der *Veränderung* der Einstellungen unter dem Einfluß der Reform der psychiatrischen Versorgung werden wir nicht geben können. Hierfür fehlen uns vergleichbare Referenzdaten aus der Zeit, bevor diese einsetzte. Wir werden uns deshalb im wesentlichen auf eine Beschreibung der aktuellen Situation beschränken müssen. Dabei wollen wir – soweit dies die Datenlage gestattet – sowohl die Einstellungsmuster im westlichen als auch die im östlichen Teil der Bundesrepublik darstellen.

1.2 Methode

Die referierten Ergebnisse basieren auf vier Repräsentativerhebungen, die in den Jahren 1990 und 1993 von der Abteilung Psychiatrische Soziologie am Zentralinstitut für Seelische Gesundheit in Mannheim durchgeführt wurden. Sämtliche Umfragen erfolgten in Zusammenarbeit mit dem Zentrum für Umfragen, Methoden und Analysen e.V. (ZUMA) in Mannheim. Die Feldarbeit lag in den Händen der Gesellschaft für Marketing-, Kommunikations- und Sozialforschung mbH (GFM-GETAS) in Hamburg. Als Grundgesamtheit dienten jeweils alle Personen deutscher Staatsangehörigkeit, die zum Zeitpunkt der Befragung wenigstens das 18. Lebensjahr vollendet hatten und in Privathaushalten lebten. Stichprobenplan und Samplingprozedur waren in allen Umfragen identisch (vgl. Angermeyer u. Matschinger 1992).

Die Daten zur Situation in der „alten" Bundesrepublik entstammen zwei Erhebungen, die im April/Mai und Mai/Juni 1990 durchgeführt wurden (n = 2074 bzw. 2118; Ausschöpfungsquote 68,9% bzw. 71,9%). Als Informationsquelle für die „neuen" Bundesländer dienten zwei Umfragen, die im November/Dezember 1990 und im März/April 1993 realisiert wurden (n = 980 bzw. 2094; Ausschöpfungsquote 67,4% bzw. 71,2%).

1.3 Ergebnisse

1.3.1 Vorstellungen über das psychiatrische Krankenhaus

In den Augen der Bevölkerung stellt das psychiatrische Krankenhaus in erster Linie eine therapeutische Einrichtung dar. Zu diesem Ergebnis kommt eine Repräsentativumfrage, die von Fuchs et al. (1989) bei der Erwachsenenbevölkerung *Münchens* durchgeführt wurde (eigene Daten über die „alte" Bundesrepublik liegen uns leider nicht vor). Als Aufgabe des Krankenhauses wurde am häufigsten die „Heilung der Patienten" genannt, gefolgt von der „Linderung von psychischen Erkrankungen" und dem „Selbstschutz der Patienten". Erst auf dem vierten und fünften Rangplatz rangierten die „Entlastung der Angehörigen" sowie der „Schutz der Bevölkerung".

Tabelle 1. Wichtigste Aufgaben des psychiatrischen Krankenhauses. Repräsentativerhebung in den neuen Ländern der BRD im März/April 1993 (n = 2092)

*„Was ist Ihrer Meinung nach die **wichtigste Aufgabe** eines psychiatrischen Krankenhauses bzw. einer Nervenklinik?"*
„Und welche ist Ihrer Meinung nach die **zweitwichtigste Aufgabe?**"

	wichtigste Aufgabe [%]	zweitwichtigste Aufgabe [%]
Behandlung psychisch Kranker	73,6	11,1
Schutz der Patienten vor sich selbst	9,4	34,4
Schutz der Bevölkerung vor psychisch Kranken	7,6	16,6
Dauernde Aufbewahrung psychisch Kranker	4,0	12,9
Entlastung der Angehörigen der Patienten	2,6	18,8
Kann ich nicht sagen/weiß ich nicht	2,8	6,2

Ganz ähnlich urteilt auch die Bevölkerung der *„neuen" Bundesländer* über das psychiatrische Krankenhaus (Tabelle 1). Drei Viertel der Befragten bezeichneten die Behandlung psychisch Kranker als die wichtigste Aufgabe. Die zweitwichtigste Aufgabe bestand ihrer Meinung nach darin, daß dort den Patienten Schutz vor ihnen selbst gewährt wird. Deutlich seltener wurde die Aufgabe des psychiatrischen Krankenhauses im Schutz der Bevölkerung vor den Kranken und in der Entlastung der Angehörigen gesehen.

Wird nun das psychiatrische Krankenhaus der hier gestellten Aufgabe auch gerecht? Darüber gehen die Meinungen stark auseinander. Immerhin $^1/_4$ der Bevölkerung in der *„alten" Bundesrepublik* vertrat die Ansicht, daß man im psychiatrischen Krankenhaus eigentlich nicht behandelt würde. Im Gegenteil, man würde dort erst so richtig krank gemacht werden. Und ca. 1/3 verglich das psychiatrische Krankenhaus mit einem Gefängnis, aus dem wieder herauszukommen sehr schwer sei (Tabelle 2).

Tabelle 2. Vorstellungen der Bevölkerung über das psychiatrische Krankenhaus. Repräsentativerhebung in der „alten" BRD im April/Mai 1990 (n = 2072)

	Zustimmung[a] [%]	Unentschieden [%]	Ablehnung[b] [%]	Weiß nicht [%]
Im psychiatrischen Krankenhaus wird man nicht behandelt sondern nur ruhiggestellt	28,4	23,1	32,0	16,4
Von einer Behandlung kann im psychiatrischen Krankenhaus keine Rede sein. Im Gegenteil, dort wird man erst so richtig krank gemacht	25,8	23,3	35,5	15,4
Psychiatrische Krankenhäuser haben mehr mit Gefängnissen gemeinsam als mit Krankenhäusern	32,4	20,1	32,4	15,2
Wenn man mal in eine psychiatrische Klinik eingeliefert ist, dann ist es sehr schwer wieder herauszukommen, egal ob man was hat oder nicht	38,6	23,7	22,1	15,7

[a] Erfaßt anhand einer 5-Punkte-Likert-Skala. Die beiden Zustimmungs-Kategorien wurden zu einer zusammengefaßt.
[b] Die beiden Ablehnungskategorien wurden zu einer zusammengefaßt.

In die gleiche Richtung verweist das Ergebnis der Umfrage in den *„neuen" Ländern* aus dem Jahr 1993, daß die durchschnittliche Aufenthaltsdauer im psychiatrischen Krankenhaus deutlich überschätzt wird. So rechneten 2,5% mit einer durchschnittlichen Aufenthaltsdauer von einem Monat, 18,3% mit 3 Monaten, 19,2% mit 6 Monaten und 13,8% mit 12 Monaten; 12,7% gingen von noch längeren stationären Aufenthaltszeiten aus, 6,6% meinten gar, daß die Patienten meistens gar nicht mehr entlassen würden (27,9% erklärten sich außerstande, darüber ein Urteil abzugeben).

Wie stark das psychiatrische Krankenhaus in den Augen des Laienpublikums durch Repression und Gewalt charakterisiert ist, machen die Antworten auf die Frage nach diversen Ausstattungselementen deutlich. Dies ist übrigens der einzige Aspekt, bei dem – mit allen methodischen Vorbehalten – ein Vergleich mit den Ergebnissen einer längere Zeit zurückliegenden Studie möglich ist. Es handelt sich dabei um die von Stumme 1971 in Düsseldorf durchgeführte Repräsentativerhebung (Stumme 1975). Was aktuelle Daten aus der „alten" Bundesrepublik betrifft, so müssen wir erneut auf die Befragung der Münchner Bevölkerung durch Fuchs et al. (1989) zurückgreifen.

Wie aus Tabelle 3 zu ersehen ist, ist ein erstaunlich hoher Anteil der Bevölkerung der Meinung, daß auch heute noch Gummizellen im psychiatrischen Krankenhaus existierten (mindestens 1/3 der Befragten vertritt diese Ansicht) und daß dort Zwangsjacken im Gebrauch seien (über die Hälfte der Befragten ist davon überzeugt). Immerhin kann man aber doch konstatieren, daß die Behandlung im psychiatrischen Krankenhaus heutzutage vom Laienpublikum als weniger martialisch eingeschätzt zu werden scheint, als dies noch vor ca. 20 Jahren der Fall war.

1.3.2 Akzeptanz moderner Formen der psychiatrischen Versorgung

Die seitens der Experten empfohlene Installierung *psychiatrischer Abteilungen an Allgemeinkrankenhäusern* stößt beim Laienpublikum nicht auf einheitliche Zustimmung (Tabelle 4). Zwar sprach sich in der *„alten" Bundesrepublik* die Mehrheit

Tabelle 3. Ausstattungselemente psychiatrischer Kliniken

	Grafenberg LKH + Univ.-Klinik[a] [%]	Haar PKH[b] [%]	München Univ.-Klinik[b] [%]	Neue Länder[c] [%]
Einheitskleidung für Patienten	56,2	25,8	15,6	10,9
Räume, in denen Tüten geklebt werden	39,6	25,6	9,9	–
Elektroschocks	58,4	44,5	40,2	41,4
Zwangsjacken	68,0	72,6	54,3	55,9
Gummizellen	71,1	56,2	31,6	43,3
Fixierung von Patienten	–	–	–	65,6
n	409	530	530	1532

[a] Repräsentativerhebung in Düsseldorf 1971 (Stumme 1975)
[b] Repräsentativerhebung in München 1989 (Fuchs et al. 1989)
[c] Repräsentativerhebung in den neuen Ländern der BRD im März/April 1993

Tabelle 4. Akzeptanz der Einrichtung psychiatrischer Abteilungen an Allgemeinkrankenhäusern. Repräsentativerhebungen in den alten und neuen Ländern der BRD

„Sollte zu dem Krankenhaus, in dem Sie oder Ihre Angehörigen sich gegebenenfalls behandeln lassen, auch eine Abteilung für psychisch Kranke dazugehören?

	Alte Bundesländer April/Mai 1990 [%]	Neue Bundesländer März/April 1993 [%]
Psychisch Kranke sollten lieber isoliert in einem speziellen Krankenhaus behandelt werden.	24,0	47,6
Es ist mir egal, ob in einem Krankenhaus auch eine psychiatrische Abteilung ist.	35,6	26,8
Ich finde es gut, wenn psychisch Kranke im gleichen Krankenhaus behandelt werden wie die anderen Kranken auch.	39,9	25,6
n	2072	2020

dafür aus (40%) oder gab sich zumindest indifferent (36%), aber immerhin $^{1}/_{4}$ war dagegen. In den *„neuen"* *Bundesländern* war die Opposition noch viel ausgeprägter: Beinahe die Hälfte hielt es für besser, wenn psychisch Kranken in speziell für sie eingerichteten Krankenhäusern behandelt würden. Nur $^{1}/_{4}$ der Befragten befürwortete psychiatrische Abteilungen an Allgemeinkrankenhäusern.

Als Beispiel für *komplementäre Dienste* wählten wir bei der Befragung der Bevölkerung der *„alten"* *Bundesrepublik* eine Wohngemeinschaft für psychisch Kranke (Tabelle 5). Die Reaktion auf die Nachricht, daß eine solche Wohngemeinschaft in der Nachbarschaft einziehen sollte, war recht ambivalent. Ein Drittel begrüßte dies, ebensoviele zeigten sich dadurch beunruhigt; 6% erklärten freimütig, daß sie aktiv etwas unternehmen würden, um dies zu verhindern.

Tabelle 5. Akzeptanz einer Wohngemeinschaft für psychisch Kranke in der Nachbarschaft. Repräsentativerhebung in der „alten" BRD im April/Mai 1990 (n = 2072)

„Stellen Sie sich bitte einmal vor, Sie haben soeben erfahren, daß in Ihrer Nachbarschaft eine Wohngemeinschaft für psychisch Kranke einziehen soll. Wie würden Sie da reagieren?"

	[%]
Ich würde es begrüßen, weil damit Menschen die Möglichkeit eröffnet wird, außerhalb der psychiatrischen Klinik zu leben.	33,4
Es wäre mir egal, weil es mich ohnehin wenig interessiert, wer in meiner Nachbarschaft wohnt.	28,2
Es würde mich beunruhigen, ich würde aber nichts aktiv dagegen unternehmen.	32,0
Ich wäre entschieden dagegen und würde etwas tun, um das zu verhindern (z.B. Leserbrief schreiben, sich einer Bürgerinitiative anschließen).	5,6

Tabelle 6. Akzeptanz von gemeindepsychiatrischen Einrichtungen in der Nachbarschaft. Repräsentativerhebung in den neuen Ländern der BRD im März/April 1993

	Wohnge-meinschaft[a] [%]	Heim[b] [%]	Werkstatt[c] [%]	Tagesstätte[d] [%]
Ich wäre dafür	14,2	20,6	39,3	32,0
Es wäre mir egal	42,0	38,3	39,5	41,4
Es würde mich beunruhigen	34,3	28,7	16,7	20,1
Ich wäre entschieden dagegen, würde aber nichts unternehmen	7,4	8,7	3,4	4,8
Ich wäre entschieden dagegen und würde etwas tun, um das zu verhindern (z.B. Leserbrief schreiben, mich einer Bürgerinitiative anschließen, eine Eingabe an das zuständige Amt machen)	2,1	3,7	1,2	1,6
n	1029	1033	1039	1038

[a] *„Stellen Sie sich bitte einmal vor, Sie haben soeben erfahren, daß in Ihrer direkten Nachbarschaft in eine Wohnung psychisch Kranke, die nicht mehr in der Klinik sein müssen, einziehen sollen. Wie würden Sie reagieren?"*

[b] *„Und wenn Sie davon erfahren, daß in Ihrer Nachbarschaft ein Heim mit 30 Plätzen für psychisch Kranke eingerichtet werden soll, wie würden Sie reagieren?"*

[c] *„Und wenn in Ihrer Nachbarschaft eine Werkstatt für psychisch Kranke eingerichtet werden sollte? Wie würden Sie da reagieren?"*

[d] *„Und wie würden Sie schließlich reagieren, wenn in Ihrer Nachbarschaft eine Tagesstätte für psychisch Kranke eröffnet werden sollte, wo sich diese den Tag über aufhalten?"*

In den *„neuen" Bundesländern* war die Gruppe der Befürworter deutlich geringer (Tabelle 6). Dabei muß allerdings die Einschränkung gemacht werden, daß ein direkter Vergleich zwischen West und Ost wegen der unterschiedlichen Formulierung der Antwortkategorien recht problematisch ist. In den „neuen" Bundesländern erfragten wir darüber hinaus auch die Reaktion auf die Einrichtung diverser anderer komplementärer Dienste. Unabhängig davon, ob es sich dabei um ein Heim, eine Tagesstätte oder eine Werkstatt handelte, war die Zahl der Befürworter durchweg größer als bei der Wohngemeinschaft. Der Anteil entschiedener Gegner war beim Heim am höchsten.

1.3.3 Beurteilung psychiatrischer Behandlungsmethoden

Im Westen wie im Osten war die Psychotherapie der Favorit unter den sechs zur Wahl gestellten Methoden zur Behandlung einer *schizophrenen Erkrankung* (Tabelle 7). Über die Hälfte der Befragten sprach sich für sie aus. Es folgten Entspannungsübungen wie das autogene Training und dann, mit deutlichem Abstand, Meditation bzw. Yoga und Naturheilmittel, die jeweils von etwa einem Viertel empfohlen wurden. Erst an fünfter Stelle rangierte die Behandlung mit Psychopharmaka. Nur jeder Fünfte war für diese Behandlungsform, umgekehrt sprachen sich 40% der Befragten gegen sie aus.

Tabelle 7. Prozentualer Anteil der Befürworter und Gegner verschiedener Methoden zur Behandlung der Schizophrenie. Repräsentativerhebung in den alten und neuen Ländern der BRD im Mai/Juni bzw. November/Dezember 1990

	Empfehlen[a]		Abraten[b]	
	Alte Bundesländer [%]	Neue Bundesländer [%]	Alte Bundesländer [%]	Neue Bundesländer [%]
Psychotherapie	57,2	57,9	47,4	36,7
Entspannungsübungen (z.B. autogenes Training)	44,4	53,4	40,0	39,9
Meditation/Yoga	28,1	23,6	38,5	34,6
Naturheilmittel	25,0	27,6	34,6	35,7
Psychopharmaka	20,4	19,8	22,0	12,9
Akupunktur	14,7	17,7	9,2	11,3
n	563	373	563	373

[a] Erfaßt anhand einer 5-Punkte-Likert-Skala. Die beiden Empfehlen-Kategorien wurden zu einer zusammengefaßt.
[b] Die beiden Abraten-Kategorien wurden zu einer zusammengefaßt.

Das Gesagte gilt im wesentlichen auch für die Behandlung der *Depression* im Sinne von „major depressive disorder" (Tabelle 8). Hier stößt man darüber hinaus auf interessante Unterschiede zwischen den alten und neuen Bundesländern. Die etablierten Behandlungsmethoden wurden im Osten seltener empfohlen als im Westen (vgl. dazu Angermeyer u. Matschinger 1994).

Tabelle 8. Prozentualer Anteil der Befürworter und Gegner verschiedener Methoden zur Behandlung der Depression. Repräsentativerhebung in den alten und neuen Ländern der BRD im Mai/Juni bzw. November/Dezember 1990

	Empfehlen[a]		Abraten[b]	
	Alte Bundesländer [%]	Neue Bundesländer [%]	Alte Bundesländer [%]	Neue Bundesländer [%]
Psychotherapie	47,6	34,5	45,5	61,6
Entspannungsübungen (z.B. autogenes Training)	42,9	49,2	37,1	46,3
Meditation/Yoga	28,5	18,2	29,7	34,2
Naturheilmittel	26,5	32,6	25,4	43,3
Psychopharmaka	16,6	9,1	18,5	26,7
Akupunktur	13,2	13,4	17,4	18,2
n	563	373	563	373

[a] Erfaßt anhand einer 5-Punkte-Likert-Skala. Die beiden Empfehlen-Kategorien wurden zu einer zusammengefaßt.
[b] Die beiden Abraten-Kategorien wurden zu einer zusammengefaßt.

Tabelle 9. Beste Behandlung seelischer Störungen. Repräsentativerhebung in den alten und neuen Ländern der BRD im Mai/Juni bzw. November/Dezember 1990

	Alte Bundesländer [%]	Neue Bundesländer [%]
Psychotherapie ist in jedem Fall die bessere Behandlungsform	46,3	59,4
Psychopharmaka sind in jedem Fall die bessere Behandlungsform	4,8	1,3
Es hängt von der Art der seelischen Störung ab	20,3	13,0
Beide Behandlungsformen sind gleichwertig	5,6	5,7
Kann ich nicht sagen	23,1	20,5
n	2114	969

Fragt man generell, welche Methode – die Psychotherapie oder die Psychopharmakotherapie – zur Behandlung seelischer Störungen besser geeignet sei, so läßt das Urteil des Laienpublikums an Eindeutigkeit nichts zu wünschen übrig. In den alten Bundesländern waren 40% der Befragten überzeugt, daß die Psychotherapie die bessere Behandlungsform darstelle, in den neuen Bundesländern sind es sogar 59%. Die Alternative, nämlich, daß die Psychopharmaka vorzuziehen seien, schied nach Meinung der Befragten so gut wie ganz aus (Tabelle 9).

1.3.4 Image von Psychiatern und Psychotherapeuten

Zu diesem Einstellungskomplex liegen uns nur Daten aus den neuen Bundesländern vor (Tabelle 10). Die Mehrheit der Bevölkerung dort war bereit, *Psychiatern* positive

Tabelle 10. Image der Psychiater und Psychotherapeuten. Repräsentativerhebung in den neuen Ländern der BRD im März/April 1993 (n = 1062)

	Zustimmung[a] [%]	Unentschieden [%]	Ablehnung[b] [%]	Kann ich nicht sagen [%]
Psychiater verstehen es besonders gut, sich in	73,0	14,7	5,0	7,3
die Lage anderer Menschen zu versetzen	*71,8*	*14,1*	*4,3*	*9,8*
Psychiater nehmen es mit der Schweigepflicht	58,5	17,5	8,0	16,0
besonders genau	*50,9*	*17,6*	*13,4*	*18,2*
Bei einem Psychiater ist es wichtig, daß er über	51,1	23,5	17,8	7,6
besondere menschliche Qualitäten verfügt	*52,7*	*19,4*	*17,3*	*10,6*
Psychiater genießen in unserer Gesellschaft ein	30,8	31,9	22,3	15,1
sehr hohes Ansehen	*28,6*	*32,1*	*20,6*	*18,8*
Oft werden solche Menschen Psychiater, die	19,1	19,7	43,7	17,6
selbst schon Probleme haben	*17,4*	*18,0*	*41,3*	*23,3*
Bei Psychiatern ist Vorsicht geboten: Allzu	15,8	22,0	49,6	12,5
rasch erklären sie einen für verrückt	*13,0*	*16,0*	*54,2*	*16,8*
Allzu bereitwillig machen sich Psychiater zu	8,7	18,3	49,4	23,6
Handlangern des Staates	*8,6*	*14,0*	*50,6*	*26,8*
Daß Psychiater weibliche Patienten sexuell belä-	8,6	16,2	42,7	32,5
stigen, kommt häufiger vor als man glaubt	*7,1*	*13,4*	*45,3*	*34,2*

Kursiv: Image der Psychotherapeuten
[a] Erfaßt anhand einer 5-Punkte-Likert-Skala. Die beiden Zustimmungs-Kategorien wurden zu einer zusammengefaßt.
[b] Die beiden Ablehnungskategorien wurden zu einer zusammengefaßt.

Eigenschaften zuzuschreiben. So stimmten $^3/_4$ der Feststellung zu, daß Psychiater es besonders gut verstünden, sich in die Lage anderer Menschen zu versetzen. Rund die Hälfte der Befragten teilte die Einschätzung, daß sie es mit der Schweigepflicht besonders genau nehmen würden und daß es wichtig sei, daß sie über besondere menschliche Qualitäten verfügten.

Die Stellung der Psychiater in der Gesellschaft wurde hingegen recht unterschiedlich eingeschätzt: $^1/_3$ der Befragten meinte, daß sie hohes Ansehen genießen würden, $^1/_4$ verneinte dies, ein weiteres Drittel äußerte sich indifferent.

Was negative Attribute betrifft, so gilt zwar, daß nur 19% der Behauptung zustimmten, daß oft solche Menschen Psychiater würden, die selbst Probleme hätten; umgekehrt verneinten dies aber explizit nur 44%. Der Rest blieb unentschieden oder sah sich außerstande, eindeutig Stellung zu beziehen. Die Hälfte widersprach der Äußerung, daß bei Psychiatern Vorsicht geboten sei, da sie allzu rasch jemanden für verrückt erklären würden. Gleiches gilt für die Behauptung, daß sie sich allzu bereitwillig zu Handlangern des Staates machten. Daß Psychiater häufiger ihre Patientinnen sexuell belästigten als man das gemeinhin annehmen würde, wurde nur von wenigen (9%) bejaht, aber auch nur von 43% der Befragten verneint; 33% sahen sich nicht in der Lage, dazu etwas zu sagen.

Das Image der *Psychotherapeuten* deckt sich weitestgehend mit dem der Psychiater. Auch hier dominiert eindeutig die positive Beurteilung, negative Charakterisierungen stoßen eher auf Ablehnung.

1.4 Resümee

Läßt man die einzelnen Facetten des Bildes, das in der deutschen Bevölkerung von der Psychiatrie existiert, noch einmal Revue passieren, so kann man zusammenfassend folgendes konstatieren:

Die Haltung der Bevölkerung gegenüber dem *psychiatrischen Krankenhaus* als dem Inbegriff traditioneller psychiatrischer Versorgung ist durch eine starke Ambivalenz gekennzeichnet. Einerseits attestiert man ihm durchaus einen therapeutischen Auftrag, andererseits bestehen aber offensichtlich lebhafte Zweifel daran, daß dieser tatsächlich erfüllt wird. Vielmehr sieht man im psychiatrischen Krankenhaus mehrheitlich eine Anstalt zur Verwahrung psychisch Kranker, in der inzwischen obsolet gewordene repressive Methoden zum Einsatz kommen.

Die recht skeptisch-reservierte Haltung dem psychiatrischen Krankenhaus gegenüber hat nun aber nicht etwa zur Konsequenz, daß die von psychiatrischen Experten propagierte Einrichtung von *psychiatrischen Abteilungen* an Allgemeinkrankenhäusern einstimmig begrüßt wird. Dies gilt insbesondere für den Osten Deutschlands. Dort überwiegen eindeutig die ablehnenden Stimmen. Im Westen sprechen sich umgekehrt zwar mehr Befragte für psychiatrische Abteilungen aus, doch würde es auch hier immerhin $^1/_4$ lieber sehen, wenn psychisch Kranke in speziell für diese eingerichteten Krankenhäusern behandelt würden. Der hier zutage tretende Unterschied zwischen alten und neuen Bundesländern mag darauf zurückzuführen sein, daß im Westen bereits an zahlreichen Allgemeinkrankenhäusern psychiatrische Einrichtungen installiert wurden, wohingegen diese im Osten eine Rarität darstellen – somit dort für das Laienpublikum noch unvertraut und fremd sind und deshalb auch auf stärkere Ablehnung stoßen.

Ähnlich könnte auch die sich andeutende größere Reserve der Bevölkerung im Osten gegenüber der Einrichtung von *Wohngemeinschaften* für psychisch Kranke in der Nachbarschaft erklärt werden. Darüber hinaus dürfte hier (wie auch im Westen) eine generelle Aversion gegenüber Wohngemeinschaften (nicht nur gegen solche für psychisch Kranke) eine Rolle spielen. Anders ist es kaum zu erklären, daß die Eröffnung eines Heimes mit 30 Plätzen eher mehr Befürworter findet.

Zwischen den Vorstellungen des Laienpublikums bezüglich einer adäquaten *Behandlung* psychischer Erkrankungen und der derzeit in der Psychiatrie vorherrschenden Lehrmeinung – ganz zu schweigen von der Praxis – besteht eine große Diskrepanz. Während das Laienpublikum die Psychotherapie eindeutig favorisiert, wird die Pharmakotherapie von Experten bei der Behandlung der Schizophrenie als der Psychotherapie überlegen, bei der der Depression als mindestens ebenbürtig erachtet. Muß psychiatrische Hilfe in Anspruch genommen werden, so ist damit die Enttäuschung über das Behandlungsangebot schon vorprogrammiert (Angermeyer et al. 1993).

Das Urteil über die *Psychiater* fällt erstaunlich positiv aus, jedenfalls in den neuen Bundesländern (Daten über die „alte" Bundesrepublik stehen uns leider nicht zur Verfügung). Dies überrascht insofern, als die Psychiatrie in der ehemaligen DDR nach Einschätzung der Bevölkerung in erheblichem Maße verstrickt war in die Unterdrückung von Regimegegnern. So stimmte gut die Hälfte der Befragten (54,7%) der Behauptung zu, daß es damals vorkam, daß jemand aus politischen Gründen in eine Nervenklinik eingewiesen wurde. Hiervon wiederum waren 40,7% der Meinung, daß dies häufig oder sogar sehr häufig der Fall gewesen sei; 1,6% gaben an, so jemanden in der Familie zu kennen, 9,0% hatten so jemanden im Bekanntenkreis.

Danksagung. Die Realisierung der Bevölkerungserhebungen wurde möglich dank der finanziellen Unterstützung durch das Bundesministerium für Forschung und Technologie (Förderkennzeichen 0701649), das Bundesministerium für Gesundheit sowie die Troponwerke GmbH & Co. KG (Köln).

Literatur

Angermeyer MC, Matschinger H (1992) Psychisch Kranke: Gesehen aus zwei verschiedenen Perspektiven. Ein methodischer Beitrag zur Einstellungsforschung in der Psychiatrie. Soz Präventivmed 37:96–102

Angermeyer MC, Matschinger H (1994) Lay beliefs about depression: A comparison between the western and eastern part of Germany. Soc Sci Med (eingereicht)

Angermeyer MC, Held T, Görtler D (1993) Pro und contra: Psychotherapie und Psychopharmakotherapie im Urteil der Bevölkerung. Psychother Psychosom Med Psychol 43:286–292

Fuchs M, Lamnek S, Tretter F (1989) Psychisch Kranke und Psychiatrie im Meinungsbild der Münchner. Unveröffentlichtes Manuskript, München

Stumme W (1975) Psychische Erkrankungen – Im Urteil der Bevölkerung. Urban & Schwarzenberg, München Berlin Wien

2 Bedingungen ambulanter nervenärztlicher Versorgung

H. J. BOCHNIK

In der alten Bundesrepublik sind etwa sieben Millionen Personen wegen psychiatrisch-neurologischer Leiden in ambulanter Behandlung. Die Rolle der ambulanten Versorgung wird besonders deutlich, wenn man sich vor Augen hält, daß die Zahl der in psychiatrischen oder neurologischen Einrichtungen stationär behandelten Patienten (mit knapp 290 000 oder 4%) ganz erheblich geringer ist. Mit der 1990 publizierten Nervenarztstudie wurde erstmals eine repräsentative Analyse der Strukturen und Patienten für ein Fachgebiet der ambulanten Versorgung vorgelegt. Untersucht wurde insbesondere, welche Erwartungen die Patienten an die Krankenversorgung stellen, die geographische Verteilung der Praxen, die Kompetenz der Ärzte sowie die Zusammenarbeit der Nervenärzte im Netz der fachlichen Krankenversorgung. Dabei kristallisierten sich verschiedene strukturelle Problembereiche heraus, darunter die psychosomatische Grundversorgung, die Rolle der Psychotherapie sowie die Integration von Neurologie, Psychiatrie, Psychotherapie und Psychosomatik in die ambulante Krankenversorgung. Bei der Suchtbehandlung zeichnet sich eine nicht immer positiv zu bewertende Verlagerung in die Bereiche Sozialarbeit und Diplom-Psychologie ab.

2.1 Ausgangspunkt: Die Nervenarztstudie

Anlaß der Bitte zum Thema zu sprechen dürfte unsere „Nervenarztstudie" gewesen sein (Bochnik u. Koch 1990), in der erstmals für ein Fachgebiet der ambulanten Versorgung eine für die alte Bundesrepublik repräsentative Analyse der Strukturen und Patienten vorgelegt worden ist. Auf die dort erhobenen Daten darf ich mich auch hier stützen, zumal diese bisher nur Aufmerksamkeit fanden soweit sie Ergebnisse, Vorstellungen und Interessen anderer berührten. Unbeachtet blieben grundsätzliche Anregungen zu Kompetenzbedarfsforschungen, zur praktikablen Ganzheitsorientierung der Diagnostik und zu Wechselwirkungen von Praxisbesonderheiten und Patientenauswahlen. Zu diesem gesundheitspolitisch und berufspolitisch brisanten Themen, hatte ich Gelegenheit, weitere Erfahrungen dazu in der Deutsche Gesellschaft für Psychiatrie und Nervenheilkunde (DGPN), im Berufsverband der Nervenärzte, in der Arbeitsgemeinschaft der 88 wissenschaftlichen medizinischen Fachgesellschaften (AWMF), in der Landesärztekammer Hessen und der Bundesärztekammer zu machen.

Tropon-Symposium, Bd. IX
Versorgungsstrukturen in der Psychiatrie
Hrsg. F. Reimer
© Springer-Verlag Berlin Heidelberg 1994

2.1.1 Zur Übersicht

Die Frage nach den Bedingungen der nervenärztlichen ambulanten Versorgung stößt
auf mehrere Dimensionen:
* Aufgaben, die Patienten an die Krankenversorgung stellen;
* vorhandene nervenärztlichen Hilfen und deren Strukturen:
  - wie Verteilung der Praxen in der Bundesrepublik,
  - wie Kompetenzen durch Weiterbildung;
* Einflüsse auf die Auswahl der Patienten durch Praxisbesonderheiten:
  - Praxisinhaber weiblich/männlich,
  - Lebensalter der Nervenärzte,
  - Einfluß großer und kleiner Praxen,
  - Einfluß der Weglänge des Patienten zur Praxis,
  - Motivation des Patienten zum Praxisbesuch durch andere Ärzte und durch
  - Eigeninitiative;
* Zusammenarbeit der Nervenärzte im Netz der fachlichen Krankenversorgung;
* Strukturelle Problembereiche:
  - Umstritten wurde der Nervenarzt auf Planungsebenen durch Informations-
    defizite,
  - die strukturelle Bedeutung der Psychotherapie,
  - die problematische psychosomatische Grundversorgung,
  - die problematische ambulante Versorgung Suchtkranker;
* Berufspolitische Problematik der Integration von Neurologie, Psychiatrie, Psychotherapie und Psychosomatik. Ein Grundproblem der ambulanten Krankenversorgung zwischen Spezialisierung und Koordination.

2.2 Aufgabenverteilung in der Krankenversorgung

Jährlich waren etwa 7 Mio. Bundesbürger wegen psychiatrisch-neurologischer Leiden in ambulanter Behandlung. Dies waren etwa 11 % der Wohnbevölkerung.

Von Nervenärzten behandelt wurden ca. 2,4 Mio. jährlich, also etwa 34 % der
7 Mio.

Von Allgemeinärzten behandelt wurden 43 % und 15 % von Internisten.

Stationär behandelt wurden über 160 000 Patienten in psychiatrischen Kliniken
(mit rund 100 000 Betten) und über 126 000 Patienten in neurologischen Kliniken
(mit rund 13 000 Betten).

Die stationär fachlich behandelten Patienten machten nur 12 % der ambulant ner-
venärztlich behandelten aus und nur 4 % der 7 Mio. ambulanten Behandlungen mit
neurologisch-psychiatrischen Diagnosen!

Das quantitativ enorme Überwiegen der ambulanten gegenüber den stationären
Behandlungen, mit seinen wichtigen qualitativen Unterschieden, wurde weder in der
Psychiatrieenquete von 1970 noch im Rahmen des Modellprogramms Psychiatrie
durch die Expertenkommissionen 1987 zureichend zur Kenntnis genommen noch
planerisch gewürdigt.

2.3 Zur Nervenarztdichte

Die vom Bundesausschuß der Ärzte und Krankenkassen festgelegte Meßzahl des Bedarfs der Bevölkerung an Nervenärzten wurde auf 1 : 50 000 der Bevölkerung festgelegt.

Seit der Psychiatrieenquete von 1970 hat sich die Zahl der niedergelassenen Nervenärzte etwa vervierfacht mit jährlich erheblichen Zuwächsen, die die der meisten anderen Fachgebiete übersteigt.

Aus einer Unterversorgung zu Zeiten der Psychiatrieenquete ist in diesem Rahmen eine Überversorgung geworden. Wenn 1979 noch 44 000 Bundesbürger auf einen Nervenarzt kamen, waren es 1984 nur noch 32 000 mit recht ungleichmäßiger Verteilung. Besonders hoch ist die Nervenarztdichte in den Stadtstaaten (Hamburg 1 : 17 000, Bremen 1 : 18 000, Berlin 1 : 19 000) und besonders niedrig in den größeren Flächenstaaten (Rheinland-Pfalz 1 : 56 000, Nordrhein-Westfalen, Hessen und Bayern zwischen 1 : 49 000 und 1 : 48 000). Dichter versorgt sind Schleswig-Holstein (1 : 30 000), Baden-Württemberg (1 : 28 000), Saarland (1 : 24 000).

Es ist damit zu rechnen, daß sich die vorhandenen regionalen Unterversorgungen durch die weitere Zunahme nervenärztlicher Niederlassungen vermindern werden.

Von einer generellen ambulanten nervenärztlichen Unterversorgung kann nicht mehr die Rede sein, dies schließt jedoch nicht aus, daß in einzelnen fachlichen Spezialisierungen, z.B. Suchtbehandlungen, wesentlich mehr Nervenärzte/Psychiater benötigt werden als heute dort engagiert sind.

2.4 Zu den real existierenden nervenärztlichen Praxen

2.4.1 Weitergebildete Kompetenzen

1985 vertraten 94% der niedergelassenen Nervenärzte Neurologie und Psychiatrie. Nur Psychiatrie vertraten 4%, nur Neurologie 2%.

Die Zusatzbezeichnung Psychotherapie führten 43%; 91% haben daneben psychotherapeutische Kompetenzen durch Weiterbildung, freie Kurse oder Zertifikate erworben bei zunehmender Verschulung dieses Teilbereiches der nervenärztlichen Weiterbildung.

Die durchschnittliche fachliche Weiterbildungszeit der niedergelassenen Nervenärzte beträgt 9 Jahre im Bundesgebiet, mit geringen Schwankungen zwischen 8 Jahren im Saarland und 11 Jahren in Bremen. Die niedergelassenen Nervenärzte haben also eine beträchtliche längere Zeit psychiatrischer und neurologischer Erfahrungsbildungen absolviert als dies nach den Mindestzeiten der Weiterbildungsordnung notwendig gewesen wäre. Dies dient zweifellos der fachlichen Erfahrungsbildung, die nicht überspringbar ist, die der Qualität der nervenärztlichen Versorgung zugute kommt, die auf Wissen, Können, Erfahrung und spezifischem nervenärztlichen Verhalten basiert.

Gegenüber dieser satten Kompetenzbildung für die nervenärztliche Praxis droht jetzt durch die Kombination von Knappheit an Weiterbildungsstellen mit berufspolitisch motivierten Absenkungen der Weiterbildungsqualität, eine Verschlechterung der nervenärztlichen Krankenversorgung.

Tabelle 1. Diagnostische Einordnung der Krankheit des Patienten[a]. (Aus Bochnik u. Koch 1990)

Diagnostische Krankheitseinordnung	Anteil [%]
Organisch begründbare psychische Störung (organische Psychose)	7
Schizophrenie	6
Schizoaffektive Psychose	4
Erkrankung des manischen Formenkreises	1
Erkrankung des depressiven Formenkreises	17
Neurotische Störung (einschließlich Persönlichkeitsstörung)	23
Psychosomatische Störung	15
Geistige Behinderung	2
Neurologisches Leiden *ohne* psychische Beteiligung	30
Anfallskrankheit *mit* psychoorganischem Syndrom	3
Anfallskrankheit *ohne* psychoorganisches Syndrom	4
Suchtkrankheit	5
Psychiatrische Alterserkrankung	4
Sonstige psychische oder neurologische Erkrankung *mit* psychoorganischem Syndrom	8
Sonstige psychische oder neurologische Erkrankung *ohne* psychoorganisches Syndrom	4
Sonstige körperliche Erkrankung	6
Zur Zeit **keine** Diagnose möglich	1

[a] Anteilswerte auf ganze Zahlen gerundet (n = 3087). Wegen Doppeldiagnosen 140%

Damit gehen die Fehlentwicklungen infolge eines politisch gewollten und juristisch zementierten Massenstudiums zu Lasten künftiger Patienten.

2.4.2 *Diagnostische Charakterisierungen nervenärztlicher Patienten*

Tabelle 1 zeigt die Häufigkeitsverteilung der Diagnosen bei 3087 auslesefrei analysierten Patienten aus nervenärztlichen Praxen. Tabelle 2 läßt erkennen, wie sich diese Diagnosen bei neu aufgenommenen Patienten, bei wiederkehrenden Patienten vom letzten Quartal und bei lang bekannten Patienten verteilen.

Mit 30% liegen alle neurologische Erkrankungen zusammen ohne psychische Beteiligung an der Spitze. Dicht gefolgt von endogenen Psychosen mit 28% (davon manisch-depressive Erkrankung 18%, schizoaffektive Psychosen 4% und Schizophrenien mit 6%). Hirnorganische Störungen aller Art treten bei 24% auf, Anfallskranke mit 7%, Suchtkranke mit 5%. Bei 50% der Patienten wird mehr als eine Krankheitsgruppe genannt.

Das diagnostische Spektrum umfaßt praktisch alle psychiatrischen und neurologischen Krankheitsbilder.

Die Unteilbarkeit von Neurologie und Psychiatrie in der Praxis zeigt sich auch in der häufigen Kombination neurologischer und psychiatrischer Störungen mit 24%. Die Seltenheit von Alkoholismus und Suchterkrankungen mit unter 5% der Patienten rührt daher, daß diese Gruppen eine stationäre Entgiftungstherapie und intensive Spezialbehandlungen mit täglichen Programmen zur Entwöhnung und zur Motivation für ein suchtfreies Leben benötigen, die in der nervenärztlichen Praxis nicht

Tabelle 2. Diagnostische Einordnung der Krankheit und Bekanntheitsgrad der Patienten; pro Patient können mehrere Diagnosen benannt sein. (Aus Bochnik u. Koch 1990)

Diagnostische Krankheitseinordnung	Neu aufgenommene Patienten (n = 1107)	Patienten des Vorquartals, die wiederkommen (n = 263)	Bekannte Patienten (n = 1957)
Organisch begründbare psychische Störung (organische Psychose)	4%	4%	9%
Schizophrenie	1%	4%	8%
Schizoaffektive Psychose	1%	4%	5%
Erkrankung des manischen Formenkreises	0%	2%	2%
Erkrankung des depressiven Formenkreises	10%	16%	20%
Neurotische Störung (einschließlich Persönlichkeitsstörung)	17%	26%	26%
Psychosomatische Störung	14%	19%	15%
Geistige Behinderung	1%	3%	2%
Neurologische Leiden *ohne* psychische Beteiligung	47%	30%	21%
Anfallskrankheit *mit* psychoorganischem Syndrom	1%	3%	5%
Anfallskrankheit *ohne* psychoorganisches Syndrom	2%	5%	5%
Suchtkrankheit	4%	4%	6%
Psychiatrische Alterserkrankung	3%	4%	4%
Sonstige psychische oder neurologische Erkrankung *mit* psychoorganischem Syndrom	4%	4%	10%
Sonstige psychische oder neurologische Erkrankung *ohne* psychoorganisches Syndrom	6%	3%	3%
Sonstige körperliche Erkrankung	6%	5%	5%
Zur Zeit *keine* Diagnose möglich	2%	1%	−

durchführbar sind. Auf Fehlentwicklungen in diesem Bereich (Methadonsubstitution durch Allgemeinärzte) wird unten noch eingegangen.

An chronischen Erkrankungen leiden 42% der Patienten, auf Ersterkrankungen entfallen 29%. Der Anteil chronischer Erkrankungen in der nervenärztlichen Praxis ist beachtlich hoch. Bei steigender Zahl nervenärztlicher Niederlassungen sinkt die Notwendigkeit der Einrichtung von Institutsambulanzen.

Der Schwerpunkt des Leidens wurde in jedem Einzelfall zwischen Krankheit, Person und Sozialfeld geschätzt. Die Statistik zeigt die beachtliche krankheitsgestaltende Kraft der konkreten personellen und sozialen Umstände (Abb. 1).

2.4.3 Diagnostische und therapeutische Leistungen

Zu diesen Leistungen sei nur kurz angemerkt, daß diese dem zeitgemäßen Stand des Faches, soweit dieser in der Ambulanz realisierbar ist, entsprechen:

Hinwendungsintensive Leistungen werden bei fast allen Patienten erbracht. An der Spitze stehen neurologische und psychiatrische Untersuchungen, gefolgt von eingehenden körperlichen Untersuchungen.

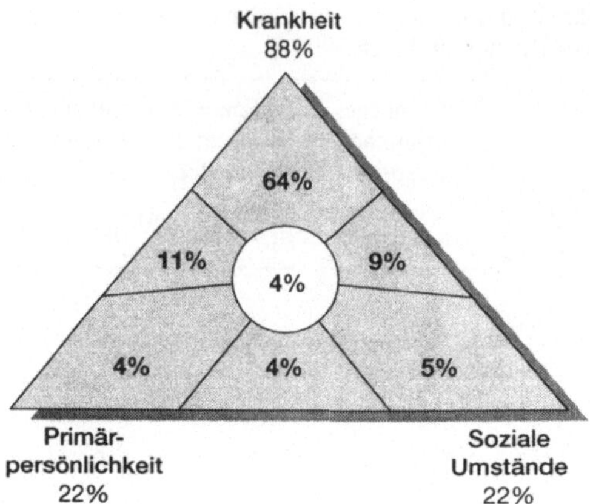

Abb. 1. Schätzungen der Schwerpunkte des Leidens durch niedergelassene Nervenärzte. Interaktion zwischen Krankheit, Primärpersönlichkeit und sozialen Umständen, bezogen auf den Konsultationsgrund (n = 3087, Anteilswerte auf ganze Zahlen gerundet). (Aus Bochnik u. Koch 1990)

Bei 64% der Patienten werden elektrophysiologische Methoden angewandt, davon EEG-Untersuchungen bei 43%. Die Computertomographie des Kopfes wurde bei 8% veranlaßt, eine beträchtliche Zuwachsrate ist mit Zunahme der Untersuchungsmöglichkeiten zu erwarten.

Medikamentöse oder physikalische Therapie wird bei 69% der Patienten angewandt. Bei fast der Hälfte der Patienten wird Psychotherapie in Form eingehender therapeutischer Gespräche durchgeführt, die auf aktuelle Themen zentriert sind. Bei 11% der Patienten ist der Psychotherapieprozeß über mehrere Sitzungen angelegt. Tiefenpsychologisch fundierte Einzeltherapie und analytische Psychotherapie kommt bei kaum mehr als 1% zur Anwendung, Verhaltenstherapie bei 2%, Gesprächstherapien nach Rogers bei 3% der Patienten.

Diese Relationen sprechen dafür, daß die beratende, kurz dauernde Psychotherapie als Schwerpunkt nervenärztlicher Psychotherapie weiter zu kultivieren ist. Wir haben uns unter dem Stichwort „Besinnungstherapie" in dieser Richtung bemüht (Bochnik u. Gärtner-Huth 1984 u.a.o.).

Eine Begünstigung kurz dauernder Psychotherapieformen wird auch ökonomisch erzwungen: Für eine große Praxis, die die üblichen Personal-, Sach- und Mietkosten erwirtschaften muß, wäre die Konzentration auf zeitaufwendige Psychotherapien ruinös, wenn der Betrieb über 200 DM pro Stunde erfordert, die Psychotherapie aber keine 100 DM einbringt. Hier ist Platz sowohl für spezialisierte Ärzte als auch für psychotherapeutisch spezialisierte Diplom-Psychologen.

2.5 Praxisbesonderheiten und Patientenauslese

2.5.1 Nervenärztinnen und Nervenärzte

Für einige Leser mag der Hinweis nötig sein, daß wir den Begriff Nervenarzt wie den Begriff Arzt grundsätzlich geschlechtsneutral gebrauchen. Dennoch sei nicht übersehen, daß auch die Nervenheilkunde von Frauen und Männern betrieben wird – oder von Damen und Herren – deren mehr oder weniger kleine Unterschiede sich auch auf die Auswahl der Patienten auswirken:

Der Frauenanteil bei den Nervenärzten liegt insgesamt bei 25% (im Saarland bei 18% und in Berlin bei 42%).

Von Nervenärzten wurden 82% der 3087 analysierten Patienten behandelt, von Nervenärztinnen 18%.

Die Unterschiede spiegeln sich beim Vergleich der Patienten von Ärztinnen und Ärzten nur gering: Bei Nervenärztinnen liegt der Anteil der Patientinnen überdurchschnittlich hoch. Auch psychisch Gestörte gehen etwas häufiger zu Nervenärztinnen, während Patienten mit Störungen im Bereich des zentralen Nervensystems und des peripheren Nervensystems bei Nervenärzten etwas häufiger sind. Diese Unterschiede stellen nur geringe Akzentuierungen im praktisch gleichen Versorgungsfeld dar.

2.5.2 Einfluß des Alters der Nervenärzte

Auch hier zeigt das Patientenspektrum keine großen Unterschiede hinsichtlich der Altersverteilung der Nervenärzte. Einige Unterschiede sind hervorzuheben:

Bei älteren Nervenärzten sind primärpersönliche Schwierigkeiten als Kontaktgrund der Patienten häufiger als bei jüngeren Nervenärzten anzutreffen, ebenso Patienten mit sozialen Konflikten.

Eine tendenzielle Bevorzugung jüngerer Nervenärzte durch jüngere Patienten und ältere Nervenärzte durch ältere Patienten ist festzustellen.

Im diagnostischen Spektrum findet man bei älteren Nervenärzten häufiger phasenhafte, schubförmige und chronische Verläufe, was verständlich ist, das der Nervenarzt mit seinen Patienten alt wird. Auch depressiv und neurotisch Erkrankte überwiegen bei älteren Ärzten.

Zu jüngeren Nervenärzten kommen häufiger neurologisch Erkrankte.

Interessant ist ein Alterstrend, der wahrscheinlich die gesamte Medizin betrifft: Während ältere Ärzte noch stärker an persönlicher Untersuchung und Befragung orientiert sind, verlassen sich die jüngeren Ärzte stärker auf apparative Untersuchungsmethoden.

2.5.3 Praxisgröße und Patientenmerkmale

Der Vergleich der Patientendaten aus kleinen, mittleren und großen Praxen ergab eigentlich überraschend weitgehende qualitative Gemeinsamkeiten der nervenärztlichen Aktivitäten, die aber in unterschiedlicher Häufigkeit auftraten.

Große Praxen sind stärker neurologisch orientiert. Dort werden häufiger apparative Untersuchungen vorgenommen. Kleinere Praxen sind stärker psychiatrisch orientiert, Depressive und Neurotiker werden dort häufiger behandelt.

Hervorzuheben ist aber, daß die praxisbedingten Unterschiede nicht so weit gehen, daß man von völlig verschiedenen Praxistypen sprechen könnte. Es sind vielmehr Schwerpunktsunterschiede innerhalb des gleichen nervenärztlichen Rahmens.

2.5.4 Entfernung zwischen Wohnort des Patienten und der Praxis

Vierundfünfzig Prozent der Patienten wohnten bis zu 6 Kilometer entfernt, 29% der Patienten zwischen 7 und 19 Kilometer und 17% wohnten 20 und mehr Kilometer entfernt von der Praxis.

Die Unterschiede im Patientenspektrum hinsichtlich der Praxisentfernung sind überraschend gering. Eine Konzentration auf bestimmte Krankheitsgruppen, die andere ausgespart hätte, ist nicht zu erkennen. Einige der Erwartung entsprechende Tendenzen ergeben sich:

Nahegelegene Praxen werden etwas häufiger von alten Patienten ab 70 Jahren sowie von multimorbiden und chronisch kranken Patienten aufgesucht.

Bei weiter entfernt wohnenden Patienten werden deutlich häufiger CCT-Untersuchungen veranlaßt. Vermutlich sind bei Patienten, die näher bei der Praxis wohnen, ambulante Kontrollen des klinischen Befundes eher zumutbar, so daß mit der Indikation zur CT-Untersuchung eher abgewartet werden kann.

Die Ähnlichkeit der Patientendaten in den verschiedenen Entfernungsgruppen spricht dafür, daß das Entfernungsproblem bei der nervenärztlichen Versorgung keine nennenswerte Rolle spielt. Dies hängt zweifellos mit dem inzwischen erreichten hohen Stand der Nervenarztdichte und der Verbesserung der Verkehrsverhältnisse mit Zunahme der Motorisierung der Patienten zusammen.

2.5.5 Wer veranlaßt den Gang zum Nervenarzt?

Zum Besuch des Nervenarztes wurden 55% der Patienten nur durch Ärzte veranlaßt, 16% durch nichtärztliche Personen, insbesondere durch Eigeninitiative des Patienten und 29% durch beide (s. Tabelle 3 und 4).

Allgemeinpraktiker stellen mit 57% die größte Rate zuweisender Ärzte, die sonstigen Fachärzte mit 21%.

Sehr gering ist die Zahl der Vermittlung durch psychiatrische und psychosomatische Kliniken (2%), während nichtpsychiatrische Kliniken doppelt so häufig zuweisen (4%).

Die Vermittlungsweisen spiegeln die Kooperations- und Vertrauensbezüge wider.

Bemerkenswert ist die weitgehende Unabhängigkeit der ambulanten von der stationären nervenärztlichen Versorgung.

Tabelle 5 zeigt Art und Umfang der Mitbetreuung.

Tabelle 3. Vermittlung des Patienten in Nervenarzt-Praxen[a]. (Aus Bochnik u. Koch 1990)

Vermittelnde Stellen	Anteil [%]
Nur ärztliche Stellen	55
Nur nichtärztliche Stellen	16
Ärztliche *und* nichtärztliche Stellen	29

[a] Anteilswerte auf ganze Zahlen gerundet (n = 3087)

Tabelle 4. Vermittlung des Patienten durch ärztliche Stellen[a]. (Aus Bochnik u. Koch 1990)

Vermittelnde ärztliche Stelle	Anteil [%]
Praktischer Arzt/Arzt für Allgemeinmedizin	57
Niedergelassener Nervenarzt	2
Ärztlicher Psychotherapeut	0[b]
Sonstiger Facharzt oder Ambulanz/Poliklinik	21
Psychiatrisches/psychosomatisches Krankenhaus bzw. Abteilung	2
Psychiatrische Ambulanz/Poliklinik	1
Stationäre Einrichtung für Suchtkranke	0[b]
Nichtpsychiatrisches Krankenhaus	4
Ärztlicher Notdienst	0[b]
Sozial-/jugendpsychiatrischer Dienst	0[b]
Gesundheitsamt	0[b]
Sonstige ärztliche Stellen	1
Keine ärztliche Stelle	16

[a] Anteilswerte auf ganze Zahlen gerundet (n = 3087)
[b] Anteilswerte <0,5%

Die niedrige Zahl der Vermittlungen durch psychiatrische Kliniken dürfte damit zusammenhängen, daß die Kliniken zunächst an die einweisenden Stellen zurücküberweisen. Dies sind bei akuter Krankenhausbehandlungsbedürftigkeit (durch Exazerbation oder akute Neuerkrankung, die oft nachts stattfinden) Notärzte, Polizei, Allgemeinärzte. Da Nervenärzte seltener Hausbesuche machen als Allgemeinärzte,

Tabelle 5. Mitbetreuung der Patienten im 2. Quartal 1986[a]. (Aus Bochnik u. Koch 1990)

Mitbetreuende Stelle(n)	Anteil [%]
Ambulanz einer psychiatrischen neurologischen Poliklinik	1
Anderer niedergelassener Nervenarzt	2
Ärztlicher Psychotherapeut	1
Freiberuflich tätiger Psychologe/nichtärztlicher Psychotherapeut/Verhaltenstherapeut	2
Praktischer Arzt/Arzt für Allgemeinmedizin	58
Sonstiger Facharzt oder Ambulanz/Poliklinik	24
Psychosozialer Dienst (z.B. Kontaktstelle, Beratungsstelle, Patientenklub, Tagesstätte)	1
Allgemeiner sozialer Dienst (z.B. Familienfürsorge, Gemeindeschwester, Sozialstation o.ä.)	1
Suchtberatungsstelle	1
Sonstige Beratungsstelle	0[b]
Selbsthilfegruppe/-organisation, Laienhelfer	0[b]
Werkstatt für Behinderte	1
Psychiatrisches Heim, therapeutische Wohngemeinschaft	1
Anderes Heim	1
Sonstige Stellen	2
Keine Mitbetreuung	16

[a] Anteilswerte auf ganze Zahlen gerundet (n = 3087)
[b] Anteilswerte <0,5%

Tabelle 6. Diagnosengruppen und Grund der Überweisung zum Nervenarzt bzw. Kontaktanlaß durch den Patienten[a]. (Aus Bochnik u. Koch 1990)

Diagnosengruppen	Überweisung durch den Allgemeinarzt (n = 1093)	Arztbesuch auf Eigeninitiative des Patienten (n = 356)
Organische Psychose	6%	5%
Schizophrenien	4%	9%
Schizoaffektive Psychosen	3%	7%
Manischer Formenkreis	1%	1%
Depressiver Formenkreis	17%	18%
Neurotische Störungen	18%	34%
Psychosomatische Störungen	14%	20%
Geistige Behinderung	1%	2%
Neurologisches Leiden *ohne* psychische Beteiligung	36%	12%
Anfallskrankheiten *mit* psychoorganischen Symptomen	3%	4%
Anfallskrankheiten *ohne* psychoorganische Symptome	4%	6%
Suchtkrankheiten	4%	7%
Psychische Alterskrankheiten	3%	2%
Sonstige Erkrankungen *mit* psychoorganischen Symptomen	8%	5%
Sonstige Erkrankungen *ohne* psychoorganische Symptome	5%	3%
Sonstige somatische Erkrankungen	5%	5%

[a] Anteilswerte auf ganze Zahlen gerundet

reduziert sich ihre Überweisungstätigkeit auf die psychiatrische Klinik und damit zwangsläufig auf die direkte Rücküberweisung in die nervenärztliche Praxis. Auch werden Patienten teilweise in den Ambulanzen der Kliniken weiterbetreut.

Der niedrige Anteil zuweisender ärztlicher Psychotherapeuten (unter 0,5%) läßt vermuten, daß eine beachtliche Zahl von Patienten von Nicht-Nervenärzten psychotherapiert werden. Im Interesse der Patientensicherheit wäre eine höhere Überweisungsrate wünschenswert.

Der geringe Anteil zuweisender stationärer Einrichtungen für Suchtkranke (unter 0,5%) rührt daher, daß diese Patientengruppe in einem eigenen Therapiesystem behandelt wird. Psychiatrische Kliniken betreuen bis zu 30% der Patienten mit Drogen- und Alkoholproblematik. Die Suchttherapie muß stationär, teilstationär oder in speziellen ambulanten Gruppen erfolgen, eine wirksame Behandlung in der Praxis ist nur selten sinnvoll möglich.

2.5.6 Zum Nervenarzt aus eigener Initiative

Interessant war der Vergleich der Patienten, die auf eigene Initiative zum Nervenarzt kamen (12%) mit Patienten, die ausschließlich von Allgemeinmedizinern überwiesen worden sind (35%). Tabelle 6 zeigt interessante Unterschiede hinsichtlich der Diagnosen und Tabelle 7 hinsichtlich der Syndrome. Unterschiede ergeben sich auch, auch wenn man nur die 958 Patienten mit psychischen Störungen berücksichtigt (Tabelle 8).

Tabelle 7. Syndrome und Grund der Überweisung zum Nervenarzt bzw. Kontaktanlaß durch den Patienten[a]. (Aus Bochnik u. Koch 1990)

Syndrome	Überweisung durch den Allgemeinarzt (n = 1093)	Arztbesuch auf Eigeninitiative des Patienten (n = 356)
Intelligenzstörungen	4%	5%
Bewußtseinsstörungen	7%	9%
Depressivität	35%	52%
Hysterische Störungen	5%	9%
Hypochondrische Störungen	12%	10%
Neurasthenisch-psychovegetative Störungen	22%	34%
Schmerzen	34%	19%
Körperliche Erschöpfung	17%	20%
Sensibilitätsstörungen	14%	5%
Extrapyramidale Störungen	6%	5%
Pyramidale Störungen	5%	6%
Periphere Paresen	10%	3%
Zerebrale Anfälle	7%	8%
Zerebrale Werkzeugstörungen	4%	3%
Hypomanie	2%	2%
Phobien und Angstzustände	14%	19%
Anankasmus	3%	4%
Antriebsarmut	13%	23%
Selbstwertprobleme	13%	24%
Allgemeine Klagsamkeit	10%	10%
Kontaktschwäche	8%	18%
Potenz- und Libidostörungen	3%	5%
Homosexualität	0%[b]	1%
Sexuelle Deviation	–	1%
Produktive psychotische Symptome	5%	9%
Suizidalität	3%	6%
Fremdgefährdung	1%	1%
Schlafstörungen	18%	29%
Mittelabusus	5%	0%[b]

[a] Anteilswerte auf ganze Zahlen gerundet
[b] Anteilswert <0,5%

Der Vergleich läßt erkennen, daß Patienten mit psychischen Störungen eher aus Eigeninitiative zum Nervenarzt gehen, während Patienten mit neurologischen Störungen eher vom Allgemeinarzt überwiesen werden. Der Vergleich unterstreicht die Feststellung, daß dem Nervenarzt, insbesondere bei psychischen Störungen, eine wichtige primärärztliche Aufgabe zukommt.

Daß Allgemeinpraktiker eher beim Verdacht auf organische Erkrankungen des Nervensystems den Patienten zum Nervenarzt schicken als bei psychischen Störungen, mag von der Einschätzung prognostischer Risiken abhängig sein, es macht aber auch die ärztliche Erfahrung verständlich, daß Patienten mit weniger gefährlich oder weniger dramatisch erscheinenden Symptomen, wie Depressionen, auch bei insuffizienter Behandlung eher vom Allgemeinarzt „festgehalten" werden.

Tabelle 8. Ursachen psychischer Störungen und Grund der Überweisung zum Nervenarzt bzw. Kontaktanlaß durch den Patienten[a]

Ursachen psychischer Störungen	Überweisung durch Allgemeinarzt (n = 659)	Arztbesuch auf Eigeninitiative des Patienten (n = 299)
Überbelastung	43%	43%
Konflikte	51%	60%
Primärpersönlichkeit	55%	59%
Exogen-hirnorganische Ursachen	28%	15%
Endogen-psychotische Ursachen	32%	33%

[a] Anteilswerte auf ganze Zahlen gerundet

2.5.7 Zusatzbezeichnung Psychotherapie und Patientenauswahl

Psychotherapie gehört nach einhelliger psychiatrischer Meinung unverzichtbar zur psychiatrischen Therapie. So haben 91% der niedergelassenen Nervenärzte psychotherapeutische Kompetenzen durch weitere Fortbildung erworben; 43% haben die Zusatzbezeichnung Psychotherapie und in 87% der Praxen werden spezielle psychotherapeutische Leistungen angeboten (s. oben). Durchgeführt wird Psychotherapie durch eingehende therapeutische Gespräche bei fast der Hälfte der Patienten. Von den Patienten nervenärztlicher Praxen werden 11% über mehrere Sitzungen psychotherapeutisch behandelt, alle anderen Psychotherapieformen werden bei weniger als 6% der Patienten angewendet.

Verglichen wurden im folgenden die Patienten der Nervenärzte mit der Zusatzbezeichnung Psychotherapie (43%) mit den Patienten der Nervenärzte ohne Zusatzbezeichnung (57%).

Die eingehenden Vergleiche widerlegten die Vermutung, daß die Zusatzbezeichnung Psychotherapie verschiedene Typen der Nervenarztpraxen begründet. Der Anteil von Patienten mit gesunden Zeitepisoden überwiegt zwar etwas bei Nervenärzten mit Zusatzbezeichnung, während Ersterkrankte bei Ärzten ohne Zusatzbezeichnung häufiger sind, die Unterschiede sind jedoch gering. Erwartungsgemäß überwiegen Patienten mit neurotischen Störungen bei Ärzten mit Zusatzbezeichnung und dies deutlicher als Patienten mit psychosomatischen Störungen. Die übrigen Merkmale der Patientenanalyse sind bei Nervenärzten mit und ohne Zusatzbezeichnung etwa gleich verteilt. Die Untersuchung ergibt, daß Psychotherapie im wesentlichen in nervenärztliche Praxen integriert ist, daß aber hochspezialisierte psychotherapeutische Praxen zahlenmäßig nur eine geringe Rolle spielen. Unterschiede in der Anwendung der verschiedenen psychotherapeutischen Methoden scheinen weniger ein Ausdruck mangelnder Kompetenz zu sein (gegen diesen Schluß spricht die Weiter- und Fortbildungsstatistik), sondern vielmehr ein Spiegel realer Indikationshäufigkeiten, bei denen das psychotherapeutisch-beratende Gespräch an der Spitze steht.

Daß die Zusatzbezeichnung Psychotherapie inhaltlich zu einseitig psychoanalytisch – tiefenpsychologisch geprägt ist, läßt sich auch daran ersehen, daß die Nervenärzte, die verhaltenstherapeutisch und gesprächstherapeutisch tätig sind, häufiger keine Zusatzbezeichnung führen. Tabelle 9 gibt einen Vergleich zwischen verfügba-

Tabelle 9. Psychotherapeutische Methoden in nervenärztlichen Praxen. (Aus Bochnik u. Koch 1990)

	Verfügbare Methoden Ärzte[a] (n = 122)	Genutzt von Patienten (n = 3087)
Psychiatrische Behandlung durch eingehendes Gespräch: EBM: 820, 825, 826, 830, 835, 836, 851 (+ K): 840, 841, 845	100%	49%
Autogenes Training	63%	3%
Tiefenpsychologisch fundierte Psychotherapie	50%	<2%
Analytische Psychotherapie	30%	1%
Gesprächstherapie nach Rogers	28%	3%
Verhaltenstherapie	21%	2%
Familien- und Ehepaartherapie	42%	1%
Suchttherapie	23%	<0,5%
Psychotherapie über mehrere Sitzungen		11%

[a] 91% der Nervenärzte geben psychotherapeutische Kompetenz durch Weiterbildung, Kurse, Zertifikate an;
43% Zusatzbezeichnung „Psychotherapie"

rer und tatsächlich in der Praxis angewendeter Kompetenz hinsichtlich der einzelnen psychotherapeutischen Methoden wieder.

2.6 Zusammenarbeit mit Institutionen

2.6.1 Verbreitete Kooperationen – geringe Nutzung

Über Kooperationen mit Institutionen, Laienorganisationen und Selbsthilfegruppen berichten 80% der Nervenärzte. Im Vordergrund stehen sozialpsychiatrische oder psychosoziale Beratungsstellen, sozialpsychiatrische Dienste mit 45%. Dem folgen Caritas, Deutsches Rotes Kreuz, Deutscher Paritätischer Wohlfahrtsverband, Diakonisches Werk mit 35% und Alkoholikerselbsthilfegruppen mit 25%. Rehabilitationsgruppen für neurologisch Kranke und Selbsthilfegruppen für Anfallskranke werden von 8 bzw. 9% der Nervenärzte kontaktiert. Rehabilitationsgruppen für psychisch Kranke von 7%.

Verbindung zu Heimen für psychisch Kranke wird von 7%, zu Heimen für Behinderte von 17% der Nervenärzte aufgenommen. Behindertenwerkstätten werden von 25% und Lebenshilfe von 17% der Nervenärzte angesprochen. 20% der Befragten arbeiten mit therapeutischen Wohngemeinschaften zusammen.

Diese Zusammenarbeit mit dem insgesamt gut ausgebauten psychosozialen Betreuungsnetz in der Krankenversorgung kommt jedoch nur wenigen Patienten zugute (s. Tabelle 3–5). Meist nicht mehr als 1% in den einzelnen Institutionen.

2.6.2 Vermittlung des Patienten durch ärztliche Stellen und Vermittlung des Patienten durch nichtärztliche Stellen (s. Tabelle 3 und 4)

Hier stehen der Patient selbst, Angehörige und Bekannte mit zusammen 46% im Vordergrund, während die anderen genannten Stellen gelegentlich 1% der Patienten zuweisen, die meisten aber weniger als 0,5%. Erstaunlich gering (unter 0,5%) ist die Vermittlung von Patienten durch psychosoziale Dienste, Suchtberatungsstellen, Erziehungs- und Familienberatung. Zu jeweils 1% vermitteln nichtärztliche Psycho- und Verhaltenstherapeuten, Selbsthilfegruppen und Organisationen, Laienhilfe, Gemeindeschwestern, Sozialstationen, Krankenpfleger, Behindertenwerkstätte, Rehabilitationseinrichtung, psychische Übergangsheime, psychiatrische Wohngemeinschaften, andere Heimeinrichtungen, Heilpraktiker, Lehrer, nichtärztliche Psychotherapeuten, amtliche Stellen, Jugendämter, Sozialämter und Pfarrer!

Das vorhandene erhebliche Angebotspotential der nervenärztlichen Praxen wird von den genannten Gruppen nur unzureichend zur Zusammenarbeit genutzt, wobei diese Gruppen sich zweifellos mit Patienten befassen, die häufig nervenärztliche Kompetenz benötigen. Dies gilt auch für die mangelnde nervenärztliche Abstützung der nichtärztlichen Psychotherapie.

Statt der früher oft geforderten Vermehrung der Zahl der Nervenärzte, die in der Krankenversorgung tätig sind, ist im untersuchten Bereich daran zu denken, die bessere Nutzung der vorhandenen freiberuflichen Kapazitäten zu fördern und zu fordern.

2.6.3 Seltene Mitbetreuung

Die Mitbetreuung der Patienten im untersuchten Quartal (2/86) zeigt gleichfalls, daß es keine nennenswerte Zusammenarbeit zwischen niedergelassenen Nervenärzten und Institutionen gibt, die auch psychisch Kranke betreuen. Koordination könnte hier die Krankenversorgung verbessern (s. Tabelle 5).

2.7 Rahmenbedingungen der nervenärztlichen Krankenversorgung

Während niedergelassene Nervenärzte seit jeher ihren Patienten psychiatrisch und neurologisch dienten, soweit der Stand des Faches und die realen Praxismöglichkeiten dies zuließen, haben Gesundheitspolitiker und klinische Spezialisten über wesentliche Rahmenbedingungen entschieden, ohne die Arbeit der Nervenärzte und ihre Bedeutung für die ambulante Krankenversorgung zu kennen oder zu beachten:

2.7.1 Zwei Mängel der Psychiatrieenquete

Die Psychiatrieénquete von 1975 hatte ihren erfolgreichen primären Schwerpunkt in der Verbesserung rückständiger klinischer Verhältnisse.
- Sie klammerte den ambulanten nervenärztlichen Bereich aus. Die wortführenden spezialistischen Kliniker unterschätzten daher die integrative Bedeutung der Neurologie für die Psychiatrie.

- Weiter wurde die Forschung ausgeklammert, deren stärkere Förderung im Feld der gesamten Krankenversorgung des Faches dringend nötig gewesen wäre.

Beide Mängel begünstigten utopische sozialpsychiatrische und psychosomatische institutionelle organisatorische Lösungen, deren Realisierung vordergründig Geldmangel verhinderte, deren flächendeckende Ausdehnung aber auch an den Schwierigkeiten gescheitert wäre, hohe multiprofessionelle Kompetenzen in Angestelltenverhältnissen unter demokratisch-bürokratischen Entscheidungsbedingungen zur Kooperation zu bringen.

Die Versuchungen multiprofessioneller sozialpsychiatrischer Teams, die tarifliche Arbeitszeit, statt ihren Patienten, der gepflegten Austragung innerer Konflikte zu widmen, waren schon im Ansatz unverkennbar. Dies spricht nicht gegen die vernünftigen Absichten der Konstruktionen, sondern nur gegen den Realitätssinn der Konstrukteure.

2.7.2 Das Modellprogramm Psychiatrie 1987

Die Bundesregierung veranlaßte nach der Enquete die Förderung von 14 sozialpsychiatrischen Modellprogrammen, die ambulante Behandlung psychisch Kranker als Alternative zur stationären Behandlung erprobten. Die Ergebnisse wurden als Empfehlung der Expertenkommission zusammengefaßt.

Parallel zu den Modellprogrammen wurde die Nervenarztstudie durchgeführt (s. oben), deren Ergebnisse aber nur oberflächlich und nachträglich zur Kenntnis genommen worden sind. Die Schwerpunkte blieben bei institutionellen Empfehlungen, die auf vielen interessanten aber keineswegs verallgemeinerungsfähigen Einzelheiten basierten. Wieder wurden institutionelle Problemlösungen empfohlen ohne ernstlich auf die bereits außerordentlich angewachsene Kapazität der niedergelassenen Nervenärzte konstruktiv einzugehen.

Es ist eine Forderung ärztlicher und ökonomischer Vernunft, die freiberuflich tätigen nervenärztlichen Praxen so auszustatten, daß ein empirischer Vergleich zwischen den Leistungen der „angestellten Dienste" mit den freiberuflich Tätigen möglich ist. Notwendig wäre dabei eine Vorsorge für die freiberufliche Zusammenarbeit von Nervenärzten mit Diplom-Psychologen, Sozialarbeitern, Arbeits- und Beschäftigungstherapeuten, Krankengymnasten, Logopäden und Heimen zu verbessern, was insbesondere auch heißt liquidierbar zu machen.

Ein Modell in dieser Richtung hat der Nervenarzt Herr Dr. Thomas Stamm, Nienburg in Bruchhausen-Vielsen erfolgreich organisiert, bei dem besonders in gerontopsychiatrischer Hinsicht der Nervenarzt mit Internisten, Gynäkologen, Chirurgen und vor allen Dingen auch Allgemeinärzten und den genannten Heilhilfsberufen zusammenarbeitet.

2.7.3 Die Weiterbildungsordnung als Rahmenbedingung

Im letzten Jahrhundert hat sich ein rasanter Zuwachs medizinischer Leistungsmöglichkeiten durch Spezialisierungen ergeben, die weiterhin wesentliche Garanten des Fortschrittes bleiben.

Bei Planungen der Krankenversorgung gerieten die koordinativen Notwendigkeiten gegenüber den Spezialisierungsaspekten in den Hintergrund, obwohl sie für die flächendeckende Anwendung des Fortschritts unverzichtbar sind. Träger der Koordination des Fortschritts sind neben den Allgemeinärzten auch die Ärzte, die große klinische Fächer in der Ambulanz vertreten. Neben den Nervenärzten, die Psychiatrie und Neurologie vertreten, sind hier besonders Internisten und Kinderärzte zu nennen, deren Gebiete fachlich weit größere Umfänge haben, als Psychiatrie und Neurologie zusammen.

Im Zuge der Spezialisierungsentwicklung neigen Spezialisten zunehmend dazu, den „Generalisten" der Allgemeinmedizin oder der großen klinischen Fächer die Befähigung zur Vertretung des Faches abzusprechen, zumeist ohne deren Leistung insgesamt zu kennen, gestützt auf die Verallgemeinerung von Fehlleistungen aus Kenntnis- oder Befähigungsmangel. Aus dieser Einstellung ergibt sich ein kontraproduktiver Trend, Spezialisierungen immer weiter in die Peripherie der Versorgung hineinzutragen.

Übersehen wird dabei, daß der Kompetenzbedarf im spezialistischen Horizont ein deutlich anderer ist als der Kompetenzbedarf in der Allgemeinmedizin oder in der Nervenheilkunde. Zu bedenken ist dabei, daß ärztliche Kompetenz sich unverzichtbar aus Wissen, Können, Erfahrung und spezifisch ärztlichem Verhalten bildet. Die Anwendung der gesamten Medizin, wie die eines großen Doppelfaches, erfordert ein sehr breites Wissen über Ansätze zu Diagnostik und Therapie, das eher lexikalischen als Handbuchcharakter benötigt. Das Können wird nur in ausgewählten Bereichen zureichend sein. Im Bewußtsein der eigenen Grenzen sind aber überall konsiliarische Ergänzungen durch Spezialisten, die alle Einzelheiten besser können, aktivierbar. Auch die notwendige Erfahrung muß thematisch breiter sein als die des Spezialisten und muß die für ärztliche Entscheidungen kritischen Punkte umfassen. Das spezifisch ärztliche Verhalten sollte in allen Bereichen ausgeprägt sein, da es über Vertrauen und Mitarbeit des Patienten und damit über Ökonomie und Behandlungserfolg wesentlich mitentscheidet.

Vor diesem Hintergrund und in offensichtlicher Unkenntnis der Realitäten des niedergelassenen Nervenarztes wurde vom Deutschen Ärztetag 1988 die Nervenheilkunde als Gebiet „abgeschafft".

Da der Ärztetag Kontinuität seiner Entscheidungen wünscht, wurde anläßlich der neuen Weiterbildungsordnung beim Deutschen Ärztetag 1992 vom Vorstand die Wiederanerkennung des real existierenden Nervenarztes nicht in Erwägung gezogen. Nicht zuletzt der Nervenarztstudie war es zu verdanken, daß das Plenum des Ärztetages 1992 sich für die Wiederanerkennung des Nervenarztes entschieden hat, dessen Kontinuität übrigens auch in den neuen Bundesländern nie in Frage gestanden hat.

Die Empfehlungen des Deutschen Ärztetages werden erst durch Beschlußfassung der Landesärztekammern verbindliches Recht und deshalb konnten sich in Baden-Würtemberg und in Hessen die Freunde der Spezialisierungen gegen den Nervenarzt durchsetzen.

Besonders erbittert war der Widerstand gegen den Nervenarzt, der Psychiatrie und Neurologie verbindet, von Neurologen, was eigentlich unverständlich ist, da die Schwesterfächer in der Weiterbildung durch ein komplementäres Jahr verbunden bleiben und da es jedem freisteht, ob er nur Neurologe, nur Psychiater/Psychotherapeut oder Nervenarzt werden will.

Leider ist nicht mit dem gleichen Impetus gegen den systematischen Abbau der Qualitätssicherung durch den Deutschen Ärztetag 1992 protestiert worden (jetzt soll es genügen, wenn innerhalb der Weiterbildungszeit nur ein Jahr bei einem voll befugten Weiterbilder abgeleistet wird (in Nordrhein-Westfalen wurde sogar diese Soll-Bestimmung gestrichen). Weiter wurden die Erfordernisse der Weiterbildung im Akutkrankenhaus in neun Gebieten gestrichen.

Der Qualitätsabbau hat den Zweck, Stellenschwierigkeiten für den fachärztlichen Nachwuchs, die durch unverantwortliche Förderung des Massenstudiums und durch Bettenabbau in den Kliniken entstanden sind, zu Lasten der Patienten von morgen zu mindern. Statt durch Qualitätsabbau sollte das Problem durch Reduzierung der Studentenzahl (orientiert an der patientenseitigen Ausbildungskapazität) und durch angemessene Vermehrung von Weiterbildungsstellen angegangen werden.

2.8 Problematische Entwicklungen im nervenärztlichen Umkreis

2.8.1 Suchtbehandlungen

Keinen Zweifel gibt es, daß Nervenärzte die notwendigen Kompetenzen erworben haben, die zu Diagnose, Differentialdiagnose und zur Indikationsstellung für therapeutische Maßnahmen bei Suchterkrankungen erforderlich sind.

Die Abläufe der ambulanten Praxis lassen systematische Suchtbehandlungen nur ausnahmsweise zu. In der Regel sind eingangs stationäre Maßnahmen erforderlich, in der schon während der Entgiftungsphase die Weichen für eine Motivation zur Selbsthilfe gestellt werden sollten. In der eigentlichen Entziehungs- und Entwöhnungsphase, die die Motivation zur Suchtfreiheit stärken soll, sind Gruppen- und Einzeltherapien erforderlich, die spezialistische Erfahrungen und organisatorische Voraussetzungen erfordern, die in stationären, teilstationären und ambulanten Suchtfacheinrichtungen gegeben sind.

Im Schatten der klinischen Kapazitäten und -Interessen hat sich eine von der Psychiatrie weitgehend unabhängig gemachte Suchttherapie entwickelt, die vorwiegend von Sozialarbeitern und Diplom-Psychologen getragen wird und in der auch der nominell leitende Arzt häufig genug auf eine allgemeinärztliche Sprechstundentätigkeit zurückgedrängt wird.

Der seit den 70er Jahren anwachsenden Drogensuchtwelle ist leider nicht durch den notwendigen Ausbau der Kapazitäten psychiatrischer Kliniken begegnet worden.

In der öffentlichen Überschätzung der Drogensuchtproblematik, gegenüber der viel gewichtigeren Alkoholproblematik, wird, forciert durch öffentliche Medien und durch Parteipolitiker, die Methadonsubstitution favorisiert, die einen vernünftigen therapeutischen Platz hat, wenn nach den strengen Richtlinien der Bundesärztekammer verfahren wird, die aber zunehmend verwildert indiziert wird durch nichtpsychiatrische Ärzte, die nach 20–30 Seminarstunden von der KV zur Suchtbehandlung ermächtigt werden, die dann in der Beantragung und Durchführung der Methadonsubstitution besteht. Durch diese Aktivitäten wird die eigentliche Suchtbehandlung weiter aus dem ärztlich-psychiatrischen Raum herausgedrängt in die Bereiche der Sozialarbeit und Diplom-Psychologie mit den Folgen differentialdiagnostisch bedingter Fehlindikationen und suboptimaler Behandlungschancen.

2.8.2 Die psychosomatische Grundversorgung

Die Idee einer psychosomatischen Grundversorgung ist im Prinzip vernünftig, da beim Allgemeinarzt zwischen 20 und 50% der Patienten psychiatrische und psychosomatische Probleme in die Praxis hineintragen.

Vernünftig ist es deshalb auch, daß Allgemeinärzte zum Zuhören und zum Gespräch mit den Patienten angeregt werden. Der Band „sprechende Allgemeinmedizin" soll diesem Praxisbedarf gerecht werden und den Versuchungen zum ärztlichen Schweigen und Schwätzen entgegentreten (Bochnik et al. 1989).

Leider wird von den Befürwortern der „psychosomatischen Grundversorgung" vergessen oder verdrängt, daß die immer unspezifischen „psychosomatischen" Störungen psychiatrische Differentialdiagnostik erfordern, um zwischen reaktiv-neurotischen, endogen-psychotischen und hirnorganischen Ursachen unterscheiden zu können. Die Beschränkung auf psychodynamische Deutungen gefährdet Patienten!

Die neuesten Beiträge von P. L. Janssen (1993), Petzold u. Hendrischke (1993) und Tress et al. (1993) zur „psychosomatischen Grundversorgung" sind rein neurosentherapeutisch fundiert und darüberhinaus „psychiatriefrei". Sie sind damit ungeeignet, Qualität und Sicherheit einer „psychomatischen Grundversorgung" zu gewährleisten. (Dabei sollte es P. L. Janssen als Leiter eine psychiatrischen Klinik besser wissen.) Auf diesen Wegen wird nicht vermieden, daß in der Praxis Dilettantismus liquidationsfähig wird.

Für eine verantwortliche Beurteilung eines psychosomatischen Zustandes sind eben sehr viel mehr psychiatrische Grundkenntnisse und Erfahrungen erforderlich als nach der Gebührenordnung vorgesehen ist. Dort genügt praktisch die Teilnahme an Balint-Gruppen, die zwar Erfahrungen im emotionalen Arzt-Patienten-Verhältnis bringen und durchleuchten kann, die aber keineswegs zur differentialdiagnostischen Klärung auf Grund einer differenzierten psychiatrischen Anamnese ausreicht, um im unspezifischen Symptomenbereich zwischen reaktiv-neurotischen, endogen-psychotischen und hirnorganischen Störungen zu unterscheiden.

Es wird eine Aufgabe der Zukunft sein, die dilettantischen Einseitigkeiten im psychosomatischen Bereich zurückzudrängen und gleichzeitig die „somatische Ärzteschaft" zur Zuwendung zum Patienten zu motivieren. Die Zusammenarbeit mit dem Nervenarzt könnte hier den Weg zu besseren Verhältnissen ebenso bahnen wie die Zusammenarbeit mit nichtpsychiatrischen Psychotherapeuten, die die Zusatzbezeichnung zum großen Teil ganz ohne psychiatrische Weiterbildung mittels einer insuffizienten Ersatzlösung erhalten haben.

2.8.3 Klinische Triage und Mängel in der Pflegeheimversorgung

Im Aufsatz „Triage heute" machte ich auf Mißstände infolge Abschiebung klinischer Patienten in Pflegeheime vor Ausschöpfung sinnvoller Behandlungsmöglichkeiten aufmerksam. Anschütz et al. (1952) zeigten eine erschreckend verkürzte Überlebenszeit internistischer Patienten infolge der Verlegung in Pflegeheime.

Vermeidbares Leid und – insbesondere bei Polymorbidität – vorzeitiger Tod drohen vielen Patienten in Pflegeheimen, wenn das viel niedrigere Niveau der Hilfmöglichkeiten den therapeutischen Erfordernissen nicht genügt.

Sicher ist auch, daß besonders Altersheiminsassen, die häufig an behandlungsfähigen Depressionen neben somatischer Polymorbidität leiden, von Nervenärzten praktisch kaum erreicht werden.

Hier sind primär Wahrnehmungsfähigkeiten, Kenntnisse und Zuwendungszeiten der heimbetreuenden Allgemeinärzte zu verbessern, um die überall bereitstehenden Hilfen zu aktivieren. Das Modell von Herrn Dr. Stamm (s. oben) erweist eine gute Verbesserungsmöglichkeit.

Literatur

Anschütz F, Bauer D, Krüll W (1992) Pflegeheim oder häusliches Milieu? Untersuchungen zum Überlebensverhalten klinikentlassener Pflegepatienten. Psycho 18:319–325

Bericht über die Lage der Psychiatrie in der Bundesrepublik Deutschland – Zur psychiatrischen und psychotherapeutisch-psychosomatischen Versorgung der Bevölkerung (Psychiatrieenquete). (BT Drucksache 7–4200, 1975)

Bochnik HJ (1991) Triage heute: Vom Behandlungsfall zum Pflegefall (184 RVO). Wenn die klinische Medizin vorzeitig kapituliert. Versicherungsmedizin 43:112–118

Bochnik HJ (1992) Psychosomatik: Aspekt aller Fächer oder ein Facharzt für alle? Zum Deutschen Ärztetag 1992. Psycho 18:255–260

Bochnik HJ (1992 b) Suchtbehandlung oder Suchtförderung durch Drogenfreigabe? Hessisches Ärzteblatt 10:446–457

Bochnik HJ (1993) Nervenheilkundliche Krankenversorgung, Kompetenzen, Konkurrenzen, Potentiale. Psycho 19:376–381

Bochnik HJ, Gärtner-Huth C (1984 a) Besinnungstherapie: Psychotherapie zur Freiheit. Psycho 10:228–235

Bochnik HJ, Gärtner-Huth C (1984 b) Besinnungstherapie: Praxis einer freiheitsorientierten Hilfe zur Selbsthilfe. Psycho 10:316–330

Bochnik HJ, Gärtner-Huth C (1984 c) Eine ängstlich und psychotherapeutisch universell integrierbare Methode. Psycho 10:400–408

Bochnik HJ, Koch H (1990) Die Nervenarztstudie. Praxen, Kompetenzen, Patienten. Deutscher Ärzteverlag, Köln

Bochnik HJ, Gärtner-Huth C, Richtberg W (1986) Psychiatrie lernen – erkennen, erfahren, handeln. Perimed, Erlangen

Bochnik HJ, Demisch K, Gärtner-Huth C (1989) Sprechende Allgemeinmedizin – personale Orientierung und psychiatrische Praxis. Deutscher Ärzteverlag, Köln

Böcker F (1993) Psychisch Kranke in somatischen Krankenhausabteilungen. Psycho 19:363–366

Empfehlungen der Expertenkommission der Bundesregierung zur Reform der Versorgung im psychiatrischen und psychotherapeutisch-psychosomatischen Bereich. Auf der Grundlage des Modellprogramms Psychiatrie in der Bundesregierung. Herausgegeben vom Bundesminister für Jugend, Familie, Frauen und Gesundheit 11. 11. 1988

Hendrischke A, Petzold E (1993) Vorschläge zur Durchführung der psychosomatischen Grundversorgung. Psycho 19:558–565

Janssen PL (1993) Psychosomatische Grundversorgung in Deutschland. Zur Geschichte in den westlichen Ländern. Psycho 19:543–550

Petzold E, Hendrischke A (1993) Was heißt psychosomatische Grundversorgung? Definition und Hintergrund. Psycho 19:551–557

Stellungnahme der Bundesregierung zum Bericht der Sachverständigenkommission über die Lage der Psychiatrie in der Bundesrepublik Deutschland ... unter Berücksichtigung der inzwischen eingetretenen Veränderungen. (BT Drucksache 8–2565, 1979)

Tress W, Kruse I, Rosin U, Wöller W (1993) Die interaktionelle Kompetenz als Schlüssel zur psychosomatischen Grundversorgung. Psycho 19:566–577

3 Psychiatrische Versorgung im Spannungsfeld von Landeskrankenhaus und Universität – die Situation in Mannheim

G. Ulmar

In Mannheim wird die psychiatrische Versorgung von zwei Institutionen wahrgenommen: dem Psychiatrischen Landeskrankenhaus (PLK) in Wiesloch mit etwa 1200 Betten und dem Zentralinstitut für seelische Gesundheit (ZISG), das der Universität Heidelberg angegliedert ist, mit 106 allgemeinpsychiatrischen Betten. Das ZISG versteht sich als Modelleinrichtung, es nimmt zahlreiche Nicht-Mannheimer auf und weist noch mehr Mannheimer Bürger ab, so daß dem entfernten PLK Wiesloch eine Pflichtversorgungsaufgabe für die Gemeinde Mannheim zufällt. Zwischen der Sicherstellung der allgemeinen psychiatrischen Grundversorgung und dem Interesse einer Universitätsabteilung ergibt sich ein Spannungsfeld, das im Mannheimer Raum bis heute nicht zufriedenstellend gelöst wurde. Insgesamt löst die bisher unterschiedliche Aufgabenstellung von Universitätsklinik (ZISG) und Großkrankenhaus (PLK) Patientenwanderungen und -überweisungen aus, die das ohnehin schlechter ausgestattete Großkrankenhaus zusätzlich belasten müssen. Hier, ebenso wie bei Kommunikation und Zusammenarbeit zwischen beiden Einrichtungen, erscheint – auch im Interesse der Mannheimer Patienten – eine deutliche Verbesserung wünschenswert und notwendig.

3.1 Historisches

Die psychiatrische Versorgung in Deutschland blickt auf eine jahrhundertelange Anstaltstradition und eine recht kurze Universitätstradition zurück. Bereits 1212 wurde in Leipzig ein Irren-Siechenhaus errichtet, 1322 in Pforzheim ein Spital für „Elende und arme Siechen", in Aachen betrieben die Alexianer seit dem 14. Jahrhundert Irrenfürsorge und 1533–1535 gründete Landgraf Philipp von Hessen Psychiatrische Anstalten in Merxhausen, Haina, Gronau und Hofheim. Erst 1867 wurde in Berlin unter Wilhelm Griesinger die erste deutsche Psychiatrische Universitätsklinik eröffnet, und Griesinger formulierte damals Modellvorstellungen: Heilbare, kurzfristig zu Hospitalisierende sollten gemeindenah in Stadtasylen, langfristig zu Hospitalisierende, „Unheilbare", dagegen in „ländlichen Asylen", verbunden mit „agricolen Kolonien" untergebracht werden. Hans Laehr als Vertreter der Krankenhauspsychiater wies die Forderungen Griesingers wegen mangelnder Logik entschieden zurück, da heilbare und unheilbare, akute und chronische psychisch Kranke nicht sicher voneinander zu trennen seien und zudem die gleichen Behandlungsmaßnahmen beiden Patientengruppen gleichermaßen zugute kämen. Stadtasyle wurden daraufhin zwar fast nicht eingerichtet, dafür aber Psychiatrische Universitätskliniken mit der von Griesinger vorgeschlagenen Aufgabenstellung und Größe von 100–150

Tropon-Symposium, Bd. IX
Versorgungsstrukturen in der Psychiatrie
Hrsg. F. Reimer
© Springer-Verlag Berlin Heidelberg 1994

Betten: der größte Teil der Erstaufnahmen psychisch Kranker ging durch ihre Pforten. Es spielte sich für Jahrzehnte ein relatives Gleichgewicht in der Versorgung ein, ohne daß alles prinzipiell geregelt war. Dies wurde erst gestört, als die Universitätskliniken sich nach dem 2. Weltkrieg ihrer Versorgungsaufgaben zum großen Teil entzogen und die Aufnahmen in den durch die Nazizeit und den Krieg stark vernachlässigten Psychiatrischen Landeskrankenhäusern anzusteigen begannen (Degkwitz 1982).

Von Frankreich her hat sich seit 1960 der Gedanke einer Rekommunalisierung psychiatrischer Versorgung nach einem Sektorprinzip ausgebreitet, wobei alle psychiatrischen Dienste in einem Landkreis oder Stadtbezirk vorgehalten werden, so daß die Verantwortung bei der Herkunftsgemeinde verbleibt und Versorgungskontinuität auch für chronisch psychisch kranke Bürger und Suchtkranke sichergestellt ist. Die Psychiatrieenquete von 1975 und noch eindeutiger die Empfehlungen der Expertenkommission von 1988 unterstreichen die Bedeutung einer gemeindenahen Betreuung von Langzeitpatienten und der psychiatrischen Versorgungspflicht für geographisch definierte Regionen. Faktisch aber hat die Psychiatrieenquete dazu geführt, daß Versorgungsrechte gegenüber prognostisch günstigen Kranken von Neuinstitutionen übernommen wurden, Versorgungspflichten hingegen den baulich und personell benachteiligten und abgelegenen Großkrankenhäusern belassen blieben (Kunze 1982; Ulmar 1986). In einem Sondervotum zur Psychiatrieenquete hat Häfner den Gedanken Griesingers, Akutkranke gemeindenah, chronisch Kranke aber gemeindefern zu versorgen, wiederaufgegriffen (Häfner 1975). Er spricht von „gestufter Versorgung" (Häfner 1985). Auch wird von Häfner der Begriff der „Gemeindenähe" weitgehend auf die Nähe zu somatischen Kliniken eingeengt (Rössler et al. 1987), während die Mehrzahl der Psychiater hierunter Nähe zum sozialen Umfeld im Hinblick auf den Erhalt sozialer Bindungen begreift (Melchinger 1984).

Die Schweizer Universitätskliniken für Psychiatrie unterscheiden sich von den deutschen Kliniken dadurch, daß es sich nicht um spezielle Universitätskliniken mit kleiner Bettenzahl für Lehre und Forschung handelt, sondern daß in jenen Kantonen, in welchen eine Universität existiert, die oder eine der kantonalen Psychiatrischen Kliniken zugleich Psychiatrische Universitätsklinik ist (Pöldinger 1983). Deshalb auch hat die Schweizer Sozialpsychiatrie sowohl auf wissenschaftlichem wie auf dem Versorgungsgebiet eine ganze Reihe reformerischer Leistungen erbracht und für Westeuropa insgesamt Impulse gegeben (Krausz 1992).

In Deutschland hingegen führte die Versorgungspsychiatrie ein akademisches Schattendasein. Nur in Düsseldorf, Ulm-Weißenau und Ulm-Günzburg erlangten vollversorgende Fachkrankenhäuser bisher Hochschulstatus.

3.2 Psychiatrieversorgung Nordbadens

Der nordbadische Versorgungsraum hat die Form eines rechtwinkligen Dreiecks mit den Eckpunkten Mannheim, Karlsruhe und Buchen im Odenwald. Er umfaßt rund 1,6 Mio. Einwohner des Regierungsbezirks Karlsruhe. Die Versorgung erfolgt durch vier Kliniken: die Universitätsklinik Heidelberg (155 Betten), das Zentralinstitut für Seelische Gesundheit Mannheim (106 Betten Allgemeine Psychiatrie), die Städtische Psychiatrische Klinik Karlsruhe (140 Betten) und das Psychiatrische Landeskrankenhaus Wiesloch (1257 Betten). Nach dem Landeskrankenhausgesetz Baden-Württemberg ist zwar jede der Kliniken aufnahmepflichtig, allerdings nur „im Rahmen ihrer Leistungsfähigkeit und Aufgabenstellung", so daß lediglich das PLK Wiesloch aufgrund seiner Leistungsfähigkeit, d.h. seiner großen Bettenkapazität de facto keine Patienten abweist.

Die Kritik an den Großkrankenhäusern führte 1974 dazu, daß das PLK Wiesloch als größte Einzelklinik Baden-Württembergs vom Krankenhausträger in drei medizinisch selbständige Behandlungszentren aufgeteilt wurde, von denen zwei mit jeweils rund 500 Betten allgemeinpsychiatrische Aufgaben wahrnehmen und das dritte 200 forensisch-psychiatrische Betten umfaßt. Das von mir geleitete Behandlungszentrum II versorgt den Westteil des Regierungsbezirks Nordbaden, darunter die Stadt Mannheim mit dem Zentralinstitut für Seelische Gesundheit. Von der Versorgung Mannheims durch diese Hochschulklinik und das PLK Wiesloch wird im folgenden die Rede sein.

3.3 Mannheimer Psychiatriegeschichte

Seit seiner Gründung 1905 war das Psychiatrische Landeskrankenhaus Wiesloch allein für die stationäre psychiatrische Versorgung der rund 320 000 Einwohner zählenden Stadt Mannheim zuständig. Bereits nach dem 1. Weltkrieg gingen von Wiesloch sozialpsychiatrische Aktivitäten aus. 1922 wurde in Mannheim die Fürsorgestelle für Nervenkranke am Gesundheitsamt, eine Art Ambulatorium, gegründet, in welcher mehrere Wieslocher Schwestern und ein Arzt extramural gemeindezentrierte Dienste anboten. Der aufkommende Nationalsozialismus setzte den damaligen Bemühungen ein Ende. 1952 nahm das PLK Wiesloch die Mannheimer Außenfürsorge erneut auf, initiierte Heimgründungen, 1958 in der Mannheimer Altstadt die Errichtung der ersten beschützenden Werkstätte für psychisch Kranke in Deutschland und 1966 die Gründung eines der ersten Patientenclubs in Baden-Württemberg.

Dem Zeitgeist, wirtschaftlicher Prosperität, der Koinzidenz unterschiedlicher Interessen sowie dem organisatorischen Geschick Heinz Häfners verdankt das Mannheimer Zentralinstitut seine Entstehung:

In den 60er Jahren wurde vom PLK Wiesloch Entlastung durch eine vollversorgende oder wenigstens sektoriell operierende Städtische Psychiatrische Klinik im 35 km bzw. 1 1/2 Fahrstunden entfernten Mannheim gefordert. 1963/64 erreichte die Stadt die Aufwertung ihres Städtischen Klinikums zur „Fakultät für Klinische Medizin Mannheim" der Universität Heidelberg. Zum psychiatrischen Ordinarius wurde 1967 Heinz Häfner, der Vorsteher der Heidelberger Abteilung für Sozialpsychiatrie und Rehabilitation berufen, der damit Pläne eines sozialpsychiatrischen „Modellinstituts" verwirklichen konnte, das eine bessere Behandlung, Versorgung und Betreuung der psychisch Kranken ermöglichen und epidemiologische Forschung betreiben sollte.

Aus Wieslocher Sicht schienen in Mannheim besonders günstige Voraussetzungen für eine bilateral vorteilhafte Kooperation gegeben zu sein: das Landeskrankenhaus konnte langjährige Versorgungserfahrungen einbringen und mit seinen großen Patientenzahlen das kleine Zentralinstitut in der Forschung und Lehre unterstützen; das Zentralinstitut hingegen konnte seinen Hochschulstatus und sozialpsychiatrische

Modellvorstellungen in die Kooperation einbringen und für die Versorgung und Versorgungsplanung Mannheims neben und ergänzend zu dem Landeskrankenhaus tätig werden.

1968 wurde in Mannheim eine Ambulanz eröffnet, 1969 konstituierte sich eine Arbeitsgruppe „Gemeindepsychiatrie", und im Herbst 1975 erfolgte die Inbetriebnahme eines Klinikneubaus in der Mannheimer Altstadt mit 106 allgemeinpsychiatrischen Betten unter dem Namen „Zentralinstitut für Seelische Gesundheit" (ZISG).

Pläne von Häfner, 200 der damals 600 Mannheimer Patienten des PLK Wiesloch unter die Leitung eines habilitierten Abteilungsvorstehers des ZISG zu stellen, wurden von der Wieslocher Krankenhausleitung abgewiesen. Man befürchtete, daß das ZISG ihm nicht genehme Fälle aus der Stadt in die Wieslocher ZISG-Dependance und von dort weiter in die „Restanstalt" verschieben würde. Institutionell blieben deshalb das PLK Wiesloch und das neu entstehende ZISG Mannheim völlig eigenständig.

3.4 Das Zentralinstitut für Seelische Gesundheit, die Abteilung Gemeindepsychiatrie und das gestufte Versorgungsmodell Mannheim

Wie in anderen Gemeinden auch, wurde das Zentralinstitut als ortsansässige klinische Institution, zudem mit Hochschulstatus, rasch zum Hauptgesprächspartner der Kommune in Versorgungsfragen. Das PLK Wiesloch, weiter aufnahmepflichtiges Großkrankenhaus für die Stadt, geriet an den Rand der lokalen Psychiatrieplanung. Die Abteilung „Gemeindepsychiatrie" des Zentralinstituts – eine Art Sozialdienst unter ärztlicher Leitung – begann zunehmend, die ergänzenden Einrichtungen und Dienste für psychisch kranke Mannheimer Einwohner zu „begleiten" und nimmt inzwischen gegenüber dem Sozialdezernat der Stadt eine Koordinatorfunktion i.S. der Forderung der Expertenkommission von 1988 wahr (Voges 1992). Ambulante und komplementäre Funktionen des PLK gingen in die Zuständigkeit des Zentralinstituts über, und sogar der Sozialpsychiatrische Dienst für chronisch psychisch Kranke, also traditionell Wieslocher Patienten, wurde nach langen Debatten einem Trägerkonsortium zugeordnet, in dem das Zentralinstitut ärztlich und sozialarbeiterisch federführend ist.

Die Psychiatrische Klinik des ZISG mit 106 Betten übernahm keine regionale Versorgungspflicht, auch nicht für die unmittelbare Umgebung des Instituts in der Quadratstadt. Versuche der Arbeitsgruppe Gemeindepsychiatrie, nach einer Bestandsaufnahme 1969–1973 die Psychiatrische Klinik des Zentralinstituts verpflichtend in die stationäre Versorgung der Gemeinde Mannheim, insbesondere auch in die Suchtkrankenversorgung, einzubinden, sind gescheitert (Pörksen 1974).

Auf dem Gebiet epidemiologischer Forschung hat das Zentralinstitut seit 1975 über seine nichtklinischen Abteilungen und Arbeitsgruppen zahlreiche Daten zur Sozialstruktur Mannheims, der Organisation und Tätigkeit psychiatrischer Dienste, der Prävalenz psychischer Krankheiten gesammelt und ist zu einem wichtigen Planungspartner von Bundes- und Landesbehörden geworden. Das Institut hat seit 1982 Beraterfunktionen für das Ausland, darunter Spanien, Südtirol, Luxemburg, Kroatien und Südkorea wahrgenommen und sich hierbei am Versorgungsmodell Mannheim orientiert (Fischer u. Voges 1992).

Als Hochschulklinik hat sich das ZISG Mannheim in den vergangenen Jahren gut etabliert und ist zu einer renommierten Forschungseinrichtung geworden, die sich längst dem allgemeinen biologischen Trend angeschlossen hat. Einige andere deutsche Universitätskliniken mit gemeindenahem Arbeitsschwerpunkt, z.B. in Hannover, Hamburg, Homburg/Saar und Leipzig, sind einen Versorgungsschritt weiter gegangen: sie partizipieren nicht nur am Versorgungssystem – wie das jede Abteilung und jedes Krankenhaus tut – und sie dirigieren es nicht nur, sondern sie verwirklichen die Versorgung für einen definierten Nahraum selbst. Bettenmeßziffern von 1 : 1000 oder darüber gestatten diesen Kliniken eine komfortable Sektorversorgung, ohne für Forschungs- und Lehrzwecke interessante Nicht-Sektorpatienten abweisen zu müssen.

Infolge der Mediendarstellung des Zentralinstituts ist in der Öffentlichkeit, bei den Politikern und der internationalen Fachwelt der Eindruck entstanden, daß das ZISG die Gemeinde Mannheim nicht nur beforscht, sondern quasi allein auch stationär versorgt; gegenüber dem eine verbindliche Versorgungskooperation einfordernden Landeskrankenhaus Wiesloch verwies das ZISG auf seine Lehr- und Forschungsaufgaben und auf seine begrenzte Leistungsfähigkeit. Dabei führt nicht die begrenzte Bettenkapazität oder die spezielle Aufgabenstellung einer Klinik zur Zweiklassenpsychiatrie in einer Kommune, sondern das Fehlen von Kooperationsverträgen, die Aufnahmeregulierung über Wartelisten und die mangelnde Mitwirkung der aufnahmepflichtigen Einrichtung bei der Versorgungsplanung (Finzen 1975; Heinrich u. Müller 1977).

3.5 Die aktuelle Versorgungssituation in Mannheim

Die *stationäre* psychiatrische Versorgung erfolgt „gestuft". Für eine Minderheit der Akutkranken, insbesondere Ersterkrankte, gemeindenah, für die übrigen Akutkranken und das Gros der chronisch Kranken gemeindefern. Das ZISG nimmt zu einem erheblichen Teil auch Nicht-Mannheimer auf, im Querschnitt werden nur 60 der 106 ZISG-Betten mit Mannheimer Bürgern belegt. Das PLK Wiesloch stellt ständig rund 200 Betten für Mannheimer Patienten bereit und nimmt jährlich 1500 Kranke aus Mannheim auf, mehr als doppelt so viele wie das ZISG (Abb. 1). Auch qualitativ, hinsichtlich des Diagnosenspektrums, unterscheidet sich die Wieslocher Klientel deutlich von der des Zentralinstituts: Suchtkranke, ganz überwiegend Alkoholkranke, sind im Landeskrankenhaus weit überrepräsentiert, affektive Psychosen, Neurosen und Persönlichkeitsstörungen, reaktive Depressionen sowie Schizophrenien hingegen unterrepräsentiert (Abb. 2). Weitere Selektionskriterien wie soziale Schichtzugehörigkeit, Krankheitsprognose und -dauer sowie Multimorbidität würden das ungleiche Bild noch weiter verzerren, wie entsprechende Untersuchungen in Tübingen (Finzen 1975) und Düsseldorf (Heinrich u. Müller 1977) gezeigt haben. Dieser Aspekt des vom Zentralinstitut selbst (Fischer u. Voges 1992; ZISG 1993) als vorbildlich bezeichneten Mannheimer Versorgungsmodells ist außerhalb Mannheims kaum bekannt.

Im *ambulanten* Bereich ist in Mannheim die Nachsorge chronisch psychisch Kranker von den 2 Mitarbeiterinnen des PLK-Heimdienstes auf den Sozialpsychiatrischen Dienst übergegangen. Die Mitarbeiterdichte der baden-württembergischen

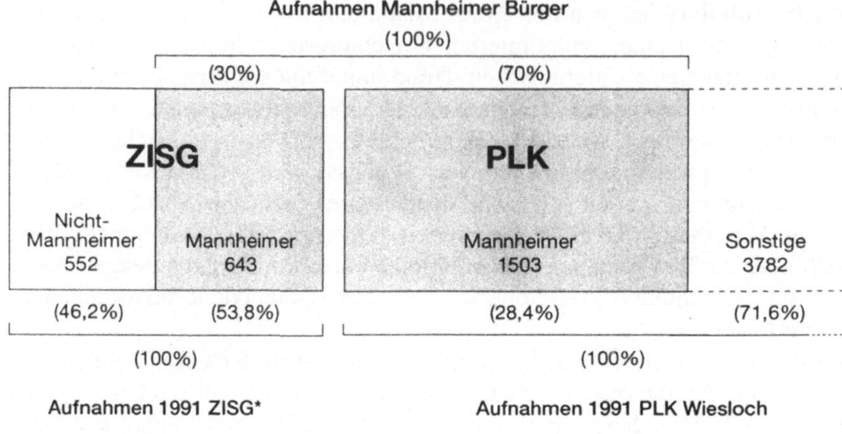

Abb. 1. Psychiatrische Versorgung der Stadt Mannheim: Stationäre Aufnahmen 1991

Sozialpsychiaterischen Dienste von 1:50 000 stellt einen Fortschritt dar. Modell in diesem Bereich könnte das Nachsorgesystem Englands sein, wo unter fachärztlicher Leitung und angebunden an die Institutsambulanz der im Rezidivfall aufnehmenden Klinik eine Betreuungsdichte von 1:10 000 vorgehalten wird; der ambulante und der stationäre Sektor sind in England über „joint appointments" auch personell miteinander verzahnt. – Die Zahl niedergelassener Nervenärzte in Mannheim ist erheblich gestiegen (Oktober 1993: 30). Parallel hierzu kam es in den letzten 15 Jahren zu einer Verdoppelung der Einweisungen aus Mannheim in das PLK Wiesloch.

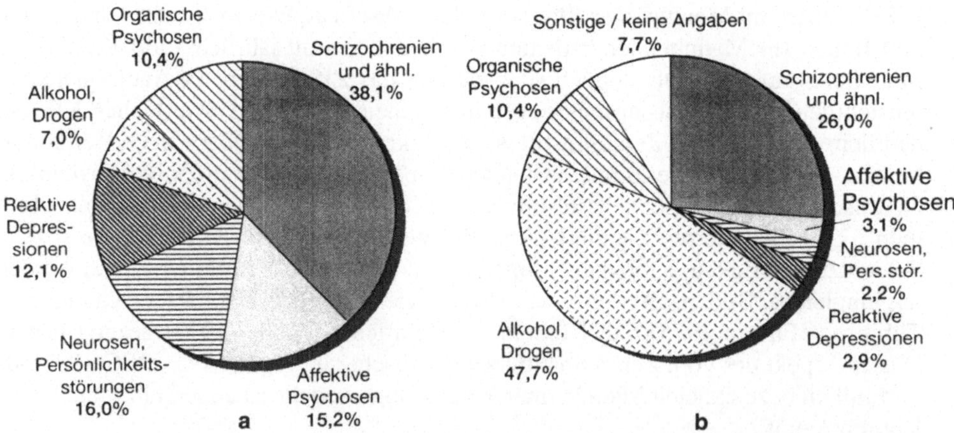

Abb. 2. Stationäre Versorgung Mannheims 1985: Aufnahmediagnosen (nach ICD 9). **a** ZISG Mannheim, Abt. Allgemeinpsychiatrie (106 Betten). 1009 Episoden, davon 650 Mannheimer. **b** PLK Wiesloch, Behandlungszentrum II (560 Betten). 732 Episoden: Mannheimer Patienten

Auf dem komplementären Sektor, also im Bereich Wohnen, Arbeit und Freizeitgestaltung, ist die Stadt Mannheim gut ausgestattet, ähnlich wie andere deutsche Städte, z.B. Offenbach, Hannover, Bremen und Darmstadt. Sieben Heime mit 215 Plätzen, Wohngemeinschaften mit 88 Plätzen – überwiegend bestehen allerdings lange Wartezeiten –, 8 Patientenclubs und 295 Plätze in Arbeitstherapeutischen Werkstätten und Beschäftigungsprojekten sind inzwischen vorhanden. Teiloffene Heimplätze fehlen allerdings völlig im städtischen Heimangebot, so daß 120 von 300 Plätzen im 12 km entfernten Kreispflegeheim Weinheim für Mannheimer chronisch psychisch Kranke reserviert werden müssen. Die Planung und Koordination erfolgt unter Leitung des Städtischen Sozialdezernats durch einen „Arbeitskreis Psychiatrie", dem 4 Mitarbeiter des ZISG Mannheim und je ein Vertreter des PLK Wiesloch, des Staatlichen Gesundheitsamtes, der Ärzteschaft, der verschiedenen Träger und Kostenträger angehören. In der Praxis kooperieren Mitarbeiter der Abteilung „Gemeindepsychiatrie" des Zentralinstituts und des „Heimdienstes" des PLK Wiesloch auf diesem Sektor – Hilfestellung für Mannheimer PLK-Patienten – problemlos.

3.6 Hochschulklinik und Fachkrankenhaus im Spannungsfeld

Wenn sich ein Fachkrankenhaus und eine Abteilung die regionale Versorgung teilen, entsteht typischerweise ein Spannungsfeld: In der Abteilung werden weniger Patienten mit Alkoholerkrankungen und zwangsweise untergebrachte Patienten behandelt, die Patienten weisen eine kürzere Zeitspanne seit ihrer ersten stationären Behandlung auf und – vermutlich durch die niedrigere Zahl an Patienten mit Alkoholerkrankungen – liegt der Anteil der Patienten mit einer Behandlungsdauer von bis zu 4 Wochen deutlich geringer als im benachbarten Landeskrankenhaus. Diese von Rössler et al. (1987) für den Kreis Ludwigsburg festgestellten Unterschiede sehen wir, seit der Gründung des ZISG 1975, auch in Mannheim.

Das ZISG fungiert in allen psychosozialen Bereichen als Berater und Koordinator, als „Begleiter" und Regisseur, stationär nimmt es die Funktion eines Kleinversorgers wahr. Das Landeskrankenhaus hingegen war und ist weiter Großversorger für die Stadt Mannheim, aber lediglich in der Subsidiarfunktion eines „domestizierten Dinosauriers", dessen Aufnahmen über Ambulanz und Konsiliardienst des Zentralinstituts nach einem Überlaufprinzip gesteuert werden und dessen Nachsorgetradition auf die Abteilung „Gemeindepsychiatrie" des Zentralinstituts übergegangen ist. Ein regelmäßiger Dialog zwischen den Klinikleitungen findet nicht statt.

Das von Häfner (1985) favorisierte „gegliederte System" ist bisher auch in Mannheim nur in Konturen realisiert. Rössler et al. (1987) betonen, daß Psychiatrische Abteilungen – wie das ZISG – eher für Akut- und schwer psychisch Kranke, insbesondere Patientengruppen mit interdisziplinärem Behandlungsbedarf, sich eignen; und daß für Patienten, die einer mittel- oder längerfristigen Rehabilitation bedürfen, das großzügigere Wohnmilieu eines Fachkrankenhauses erforderlich sei. Bisher werden aber 7 von 10 akut- und schwer psychisch kranken Mannheimern in das entfernte Landeskrankenhaus weitergeleitet, die chronisch Kranken ohnehin – obwohl sie dort z.T. immer noch marode und in Sälen untergebracht sind und sich von ihrer Herkunftsgemeinde sequestriert fühlen.

Die unterschiedliche Ausstattung von Universitätskliniken und Großkrankenhäusern im gleichen Einzugsgebiet führt zu Spannungen und löst Patientenwanderungen aus, die mit sachlichen, medizinischen Kriterien nichts zu tun haben, die Diskriminierung des schlechter ausgestatteten Großkrankenhauses aber verstärken (Finzen 1975). Unter den Hochschulkliniken ist das ZISG ein Newcomer. Vielleicht deshalb betreibt das Institut eine sehr sorgfältige Imagepflege gegenüber der Presse und Öffentlichkeit und erzeugt überzogene Heilserwartungen bei den Mannheimer seelisch Gesunden und Kranken. Welcher Laie weiß denn, daß das Prädikat „WHO Collaborating Centre" nichts anderes meint, als daß eine theoretische Abteilung des Instituts Vergleichszahlen mit anderen Ländern austauscht? Bei Mißerfolgen, wie Suiziden, bleibt das ZISG im Gegensatz zum Landeskrankenhaus in der Presse unerwähnt. Die starke Drittmittelabhängigkeit des Zentralinstituts setzt dieses unter enormen Erfolgsdruck: es muß seine Kompetenz in allen Bereichen belegen und meint, dieses auch in der Versorgung tun zu müssen. Unheilbare Mannheimer Patienten passen nicht ins Bild und wandern deshalb nach Wiesloch. Die Bilanz des PLK ist vergleichsweise unspektakulär, sie ist aber durchaus vorzeigbar, wenn man einen Ausspruch des früheren Berner Universitätspsychiaters Klaesi zum Maßstab nimmt: „Das höchste ärztliche Wirken und Können setzt erst da ein, wo die Heilbarkeit einer Krankheit aufhört" (zit. nach Weintraub 1986).

3.7 Fazit

In Mannheim ist das Zentralinstitut für Seelische Gesundheit seit 1975 als Mitversorger und zunehmend als Koordinator der extramuralen Psychiatrie auf den Plan getreten. Es ist seither zu größerer Gemeindenähe und einem Ausstattungsgewinn für eine Minderheit der akut psychisch Kranken gekommen. Die außerstationäre Versorgung der Stadt konnte erheblich ausgebaut werden, ist aber z.B. angesichts langer Heimwartezeiten weiter verbesserungsbedürftig. Angenähert wurde durch das ZISG eine „zweistufige" Versorgung nach der Ideologie Griesingers eingeführt. Neue Chronische, also weniger absprache- und leistungsfähige Langzeitkranke, aber auch Suchtkranke bleiben in der Zuständigkeit des entfernten Landeskrankenhauses.

Wie vor 150 Jahren stellt sich bei den heutigen Reformbemühungen des „Mannheimer Modells" die Frage: Fortschritt oder Rückschritt (Degkwitz 1982), wenn ein zentraler Gesichtspunkt psychiatrischer Versorgung, nämlich die Sorge für die „Unheilbaren", außer Betracht bleibt. Denn ein Klima von Verantwortung, Toleranz und Humanität gegenüber psychisch kranken Mitbürgern kann nur dort entstehen, wo diese im Sektor verbleiben und nicht, als chronisch, schwierig oder unheilbar eingestuft, in entsprechend negativ etikettierte periphere Großinstitutionen weitergeleitet und in der Herkunftsgemeinde schließlich vergessen werden (Finzen 1975).

Hat sich das vom Zentralinstitut propagierte psychiatrische Modell nach fast 20 Jahren in Mannheim bewährt oder nicht, eignet es sich zum Vorbild für andere Regionen und Länder oder nicht? G. Huber (1991) hat die Frage kürzlich wie folgt beantwortet: „Programme, Modelleinrichtungen und Modellversuche sind nur dann sinnvoll und berechtigt, wenn Aussicht besteht, die Modellsituation und die Programme zu generalisieren, nicht aber wenn sie sich nur sehr begrenzt und allenfalls als Therapie für die „Happy few" verwirklichen lassen".

Literatur

Degkwitz R (1982) Derzeitige Versorgung psychisch Kranker in der Bundesrepublik Deutschland. Fakten, Entwicklungen, Tendenzen. In: Degkwitz R, Hoffmann SO, Kindt H (Hrsg) Psychisch krank. Urban & Schwarzenberg, München, S 349–355

Finzen A (1975) Gemeindenahe Psychiatrie und die Gefahr der Ungleichheit der Versorgung. In: Kulenkampff C, Picard W Aktion Psychisch Kranke (Hrsg) Gemeindenahe Psychiatrie. Rheinland-Verlag, Köln, S 121–126

Fischer G, Voges B (1992) In der Praxis bewährt – Das psychiatrische Versorgungsmodell Mannheims und die Abteilung Gemeindepsychiatrie des Zentralinstituts für Seelische Gesundheit – Vorbild für zahlreiche ausländische Vorhaben. ZI intern 15:1–6

Häfner H (1975) Sondervotum. Bericht zur Lage der Psychiatrie in der Bundesrepublik Deutschland. Deutscher Bundestag, 7. Wahlperiode. Drucksache 7/4200. Verlag Dr. Hans Heger, Bonn-Bad Godesberg, S 415

Häfner H (1985) Programm zur psychiatrischen Versorgung. Ärztebl Bad-Württ 40:150–153

Heinrich K, Müller U (1977) Psychiatrisch-soziologische Daten und Thesen zur Reform der Anstaltspsychiatrie als dem Kernstück der Psychiatriereform. Nervenarzt 48:578–585

Huber G (1991) Psychiatrie als öffentliches Anliegen. Zentralbl Neurol Psychiat I 259:1–15

Krausz M (1992) Die Entwicklung der Schweizer Sozialpsychiatrie. Dtsch Ärztebl 89:B 1136–1139

Kunze H (1982) Chronisch psychisch Kranke und Behinderte im Abseits der Psychiatrie-Reform. In: Laux G, Reimer F (Hrsg) Klinische Psychiatrie. Hippokrates, Stuttgart, S 78–91

Melchinger H (1984) Strukturen stationär psychiatrischer Versorgung in einer Großregion. Enke, Stuttgart

Pöldinger W (1993) Vorwort. Psychiatr Prax 20:1–2 (Sonderheft)

Pörksen N (1974) Kommunale Psychiatrie – Das Mannheimer Modell. Rowohlt, Reinbek

Rössler W, Häfner H, Martini H, an der Heiden W, Jung E, Löffler W (1987) Landesprogramm zur Weiterentwicklung der außerstationären psychiatrischen Versorgung Baden-Württemberg – Analysen, Konzepte, Erfahrungen. Deutscher Studien-Verlag, Weinheim

Ulmar G (1986) Psychiatrieperspektiven 1985–2000. Spektrum 15:113–114

Voges B (1992) Die Abteilung Gemeindepsychiatrie am Zentralinstitut für Seelische Gesundheit in Mannheim und die Kooperation mit den Gesundheitseinrichtungen in der Stadt. In: Kulenkampff C, Hoffmann U Aktion Psychisch Kranke (Hrsg) Der Gemeindepsychiatrische Verbund. Rheinland-Verlag, Köln, S 42–57

Weintraub A (1986) Der ältere Rheumapatient und sein Arzt. In: Kielholz P, Adams C (Hrsg) Der alte Mensch als Patient. Dt Ärzte-Verlag, Köln, S 50–53

Zentralinstitut für Seelische Gesundheit (Impressum) (1993) „Eine herausragende Institution für die klinisch-psychiatrische Forschung". Zi information 16:2–7

Diskussion der Vorträge 1 und 3

von Prof. Dr. M. C. Angermeyer und Prof. Dr. G. Ulmar

Dr. O. von Maltzahn

Herr Angermeyer, mich würde interessieren, wie Sie es deuten, daß bei Ihrer Befragung zur Effizienz der getroffenen Maßnahmen in den Kliniken die Psychotherapie ganz oben rangiert. Das entspricht ja überhaupt nicht der Situation und den Maßnahmen in der Klinik, speziell in der Akutpsychiatrie. Wie kommen die Befragten zu dieser Meinung?

Prof. Dr. M. C. Angermeyer

Das hat uns natürlich auch interessiert. Wir haben deshalb die Teilnehmer der Untersuchung auch nach dem Grund ihrer Meinung befragt. Dabei zeigte sich, daß der Durchschnittsbürger offenbar unter „Psychotherapie" im Prinzip „Psychoanalyse" versteht, ein Begriff, der anscheinend breit in das Allgemeinwissen der Bevölkerung diffundiert ist. Mit „Psychotherapie" assoziierten die Befragten eine kausale Behandlung, „das Problem an der Wurzel packen".

Auch die ablehnende Haltung gegenüber der Psychopharmakotherapie basiert auf einem Stereotyp: Psychopharmaka werden weitgehend mit Tranquilizern gleichgesetzt. Die ins Feld geführten Argumente sind vor allem „keine kausale Therapie, nur bloße Sedierung" und „Gefahr der Abhängigkeit". Die Behandlung mit Psychopharmaka wird meist nicht als echte Therapie verstanden, sondern als Notmaßnahme zur Ruhigstellung und Entlastung, zur Überbrückung der Zeit bis zum Beginn der eigentlichen kausalen Therapie.

Ich glaube, man muß daraus wohl die Konsequenzen ziehen, daß in diesem Punkte einiges an Aufklärungsarbeit zu leisten ist, um der Bevölkerung zu einer differenzierteren Sicht zu verhelfen. Interessant sind in diesem Zusammenhang die Ergebnisse einer Befragung von Medizinstudenten, die wir zusammen mit Mainzer Kollegen durchgeführt haben. Wir haben dabei in verschiedenen Stadien des Medizinstudiums die Einstellung der Studenten zu Psychopharmaka untersucht.

Dabei zeigte sich, daß sie zu Beginn des Studiums noch weitgehend die Meinung des Laienpublikums teilen, sich aber im weiteren Verlauf immer mehr davon wegbewegen. Beispielsweise ist schon nach dem Kurs in allgemeiner Psychopharmakologie eine deutlich differenzierte Sicht festzustellen, die sich nach der Teilnahme am psychiatrischen Unterricht noch weiter der Expertenmeinung nähert.

Erstaunlicherweise gibt es aber auch nach Abschluß des Studiums unter den jungen Ärzten immer noch nicht wenige, die der Psychopharmakatherapie nach wie vor recht reserviert gegenüberstehen. Das stimmt nachdenklich, wenn man berücksichtigt, daß die meisten Studienabsolventen eben keine psychiatrische Weiterbildung absolvieren, sondern Internisten oder Allgemeinärzte werden. Diese aber bestreiten bekanntlich den Hauptteil der Psychopharmakotherapie.

Prof. Dr. F. Reimer

Um diesem Mißstand entgegenzuwirken, wäre die DGNP sicher gut beraten, ihre Öffentlichkeitsarbeit in dieser Richtung zu intensivieren.

Priv.-Doz. Dr. J. Fritze

Die allgemein miserable Wertschätzung der Psychopharmakotherapie äußerte sich in Einzelfällen bereits darin, daß versucht wurde, Bewerber für eine Chefarztposition vertraglich zu verpflichten, auf die Anwendung von Psychopharmaka zu verzichten. Bisher sind derartige Bestrebungen gottlob gescheitert. Dennoch sind diese Vorfälle äußerst alarmierend, und wir müssen dringend darüber nachdenken, wie dieser bedenklichen Entwicklung Einhalt zu gebieten ist.

Prof. Dr. H. J. Luderer

Ich möchte in diesem Zusammenhang allerdings auch etwas Tröstliches beitragen: Wir haben in Erlangen neu aufgenommene Patienten befragt, ob es ihrer Meinung nach in dieser Klinik beispielsweise Zwangsjacken, Gummizellen, Tütenkleben und dergleichen gibt. Die Patienten haben diese Fragen nur zu einem verschwindend geringen Anteil bejaht. Insofern scheinen sie als Betroffene ein realistischeres Bild von der Psychiatrie zu haben als der Durchschnittsbürger. Ebenso erfreulich ist, daß sie auch die Psychopharmakotherapie realistischer beurteilen, denn über zwei Drittel der neu aufgenommenen Patienten mit Schizophrenien und Depressionen erwarten Hilfe von der medikamentösen Behandlung. Offenbar kämpfen wir also nicht völlig auf verlorenem Posten.

Prof. Dr. M. C. Angermeyer

Das kann ich bestätigen. Wir haben kürzlich in einer Compliancestudie festgestellt, daß die Akzeptanz von Psychopharmaka bei Patienten und ihren Angehörigen höher ist als in der Normalbevölkerung. Dabei stehen sie mit ihrer Einschätzung ständig im Konflikt zur Meinung der Allgemeinheit. Die Bewältigung dieses Konfliktes gelingt dem einem besser, dem anderen schlechter, und entsprechend wird natürlich auch die Compliance beeinflußt.

Prof. Dr. A. Finzen

Ich fürchte, es wird nicht einfach sein, die Allgemeinheit zu einer positiveren Haltung gegenüber der psychopharmakologischen Therapie zu bewegen. Wir sollten den Wirkungsgrad der sog. Öffentlichkeitsarbeit in dieser Hinsicht nicht überschätzen. Solange wir die allgemeine Denkweise nicht verändern können, ist es für unsere Patienten und ihre Angehörigen wahrscheinlich am besten, ausführlich mit ihnen zu sprechen und ihnen rationale Argumente für die Medikamenteneinnahme zu geben.

Prof. Dr. M. C. Angermeyer

Bevor man öffentlichkeitswirksame Maßnahmen ergreift, müßten zunächst die Ursachen des Negativimages der Psychopharmakatherapie geklärt werden, um diesen dann gezielt entgegenwirken zu können.

Gerade Psychopharmaka scheinen sich übrigens einer besonderen allgemeinen Aufmerksamkeit zu erfreuen: Befragt man nämlich Personen der Normalbevölkerung, inwieweit sie selbst schon mit der Psychiatrie in Berührung gekommen sind, so zeigt sich eine deutliche Polarisierung in ihrer Haltung gegenüber Psychopharmaka, d.h. es gibt eine Gruppe, die entschiedener dagegen ist und eine, die entschiedener dafür ist. Andere Bereiche, wie die Psychiatrie als Institution, das psychiatrische Krankenhaus oder auch gemeindepsychiatrische Einrichtungen, werden dagegen von Personen, die selbst schon betroffen waren, einheitlich differenzierter beurteilt und auch in höherem Maße akzeptiert. Dieses Phänomen ist der Einstellungsforschung schon länger bekannt und wurde von uns einmal mehr repliziert.

Frau Dr. Schlohmann

Auch bei uns in den neuen Bundesländern genießt die Psychotherapie eine hohe Akzeptanz in der Bevölkerung. Allerdings ist der Begriff „Psychotherapie" bei uns nicht sehr gebräuchlich, wir sagen statt dessen „Gespräche führen". Dieser Begriff ist durchaus positiv besetzt und wahrscheinlich auch ein Grund für das gute Ansehen.

Prof. Dr. M. C. Angermeyer

In unserer Erhebung wurde auf die Frage „Warum befürworten Sie die Behandlung?" genau das auch als einer der wichtigen Gründe genannt, die Möglichkeit zum Gespräch. Das am häufigsten vorgebrachte Argument war, daß diese Behandlung durch einen Fachmann durchgeführt wird, etwa nach dem Motto: Pillen verschreiben kann jeder, dazu bedarf es keiner besonderen Kompetenz. Aber eine Psychotherapie, ein fachärztliches Gespräch, durchzuführen, dazu muß jemand ausgebildet sein. Die Person des Behandelnden ist somit ein ganz starkes Argument für die Psychotherapie.

Ich glaube, man muß darauf hinarbeiten, den behandelnden Arzt in der Bevölkerung stärker als Spezialisten für die psychopharmakologische Behandlung herauszustellen. Dabei muß bewußt gemacht werden, daß sich sein Expertentum eben nicht darin erschöpft, im Minutentakt Psychopharmaka zu verordnen, sondern daß er sich auf der Basis seines Fachwissens und seiner menschlichen Qualitäten besonders der Aufgabe widmet, seine Patienten durch ausgiebige Gespräche aufzuklären, zu betreuen, zu begleiten. Gelänge das, dann dürfte auch das Ansehen der Psychopharmakotherapie steigen.

N. N.

In diesem Zusammenhang möchte ich aber an eine kanadische Studie erinnern, in der zur Vorbereitung der gemeindenahen Plazierung von Langzeitpatienten ein intensives Aufklärungsprogramm über psychisch Kranke durchgeführt wurde. Es zeigte sich jedoch, daß dadurch die Vorbehalte der Bevölkerung gegenüber psychiatrischen Patienten nicht etwa abgebaut wurden, sondern sogar erheblich zunahmen.

Prof. Dr. G. Ulmar

Ist das öffentliche Ansehen der Psychopharmakotherapie in anderen Ländern besser als in Deutschland? Gibt es dazu entsprechende Untersuchungen? Sind ihnen darüber hinaus Untersuchungen bekannt, daß entsprechende psychoedukative Maßnahmen diese Vorurteile tatsächlich verringern?

Prof. Dr. M. C. Angermeyer
Solche Untersuchungen sind mir nicht bekannt.

Dr. O. von Maltzahn
Nachdem das Zentralinstitut solch differenzierte epidemiologische Daten über das Auftreten psychiatrischer Krankheitsbilder innerhalb des Stadtbereiches von Mannheim sowie über die Notwendigkeit und Realisation ihrer Versorgung veröffentlicht, stellt sich natürlich die Frage, ob und inwieweit das im Einzelfall jeweils beteiligte Landeskrankenhaus in diese Daten miteinbezogen wurde. Weiterhin ist zu fragen, wie das ZI sichergestellt hat, daß diese epidemiologischen Aussagen nicht auf einer falschen Datenbasis beruhen, wenn man beispielsweise Ihr Krankenhaus nicht miteinbezieht.

Prof. Dr. G. Ulmar
Dazu zweierlei: Zum einen ist mir die Entwicklung unseres Fachgebiets soviel wert, daß ich die epidemiologischen Arbeitsgruppen des ZISG trotz mancher Bedenken in Wiesloch forschen lasse. Ich gehe davon aus, daß die Daten zur Häufigkeit bestimmter Störungen ordentlich erhoben werden.

Der zweite Gesichtspunkt betrifft vom Zentralinstitut durchgeführte Kosten-Nutzen-Analysen und Begleitforschungen zur Frage der optimalen Gestaltung psychiatrischer Versorgungssysteme. Reimer hat darauf hingewiesen, daß die Beiträge des Zentralinstituts in diesem Bereich problematisch sind [Reimer F (1988) Spektrum 17:116–119]. Als Beispiel möchte ich eine laufende Untersuchung nennen, in der Herr Rössler zur Zeit Langzeitpatienten, die von der Abteilung Gemeindepsychiatrie des ZISG ambulant betreut werden, mit Mannheimer Patienten vergleicht, die als Dauerpatienten in Wiesloch leben. Ich halte den Vergleich dieser beiden Populationen mit unterschiedlichen institutionellen Karrieren für fragwürdig. Wenn die Ergebnisse zur Lebensqualität für die ambulante Gruppe wahrscheinlich besser ausfallen, wird der Schluß nicht zulässig sein, daß die Rehabilitation in der Gemeinde der Langzeitbetreuung im Landeskrankenhaus überlegen ist.

Prof. Dr. M. C. Angermeyer
Die vom ZI durchgeführten epidemiologischen Studien zur Prävalenz oder dem Verlauf psychischer Erkrankungen halte ich für methodisch korrekt. Dabei wurden und werden alle Einrichtungen einbezogen, diese Daten sind mithin solide.

Das Problem bei der gemeindenahen Versorgung scheint mir eher in der Definition der Gemeindenähe zu liegen. Ich bin aus meiner Zeit in Hannover an das dortige Begriffsinventar und Verständnis von Gemeindepsychiatrie gewöhnt und daher häufig in Konflikt mit den Mannheimer Verhältnissen. Sie haben die Versorgungssituation wohl treffend beschrieben. Aber man muß auch anerkennen, daß die deskriptiv-epidemiologische und die analytisch-epidemiologische Forschung des Zentralinstitutes gut ist.

N. N.
Herr Ulmar, vielleicht sollten Sie dem ZI gegenüber festlegen, daß die Forschung an Ihren Langzeitpatienten, die zweifellos schlechter rehabilitierbar sind als die in Mannheim, an bestimmte Bedingungen geknüpft sein muß.

Prof. Dr. G. Ulmar

Das haben wir jahrelang versucht, ohne daß so etwas wie ein Dialog unter Versorgungspartnern zustandekam. Zusätzlich von Nachteil war und ist für uns die Trägerkonstruktion. Träger des Zentralinstituts sind verschiedene Landesministerien, darunter das Sozialministerium, welches zugleich unser Träger ist. Als Daten- und Statistikproduzent findet das ZISG mehr öffentliches Gehör und übt größeren psychiatriepolitischen Einfluß aus als die Fachkrankenhäuser mit ihrer immensen Versorgungsleistung und Versorgungserfahrung. Die Unterstützung des gemeinsamen Trägers hält sich in engen Grenzen, wenn das PLK Wiesloch Kooperationsbereitschaft des benachbarten ZISG einfordert oder dessen Aktivitäten an bestimmte Bedingungen oder Regelungen zu knüpfen sucht.

4 Zur Geschichte des psychiatrischen Krankenhauswesens und die Entwicklung eines psychiatrischen Versorgungssystems in Deutschland unter besonderer Berücksichtigung der ehemaligen preußischen Provinz Schlesien

M. LANCZIK, J. SCHIFFERS und G. KEIL

Anhand der ehemals preußischen Provinz Schlesien zeigt der Autor exemplarisch auf, daß es auch schon im vergangenen Jahrhundert ein von humanistisch gesonnenen Ärzten getragenes Bemühen gab, Geistes- und Gemütskrankheiten zu lindern und – wenn möglich – mit den damals zur Verfügung stehenden bescheidenen Mitteln zu heilen. Nach der Säkularisierung der kirchlichen Einrichtungen zu Beginn des 18. Jahrhunderts ruhte die psychiatrische Versorgung im wesentlichen auf vier Säulen: unselbständigen psychiatrischen Abteilungen an städtischen Krankenhäusern, großen staatlichen Anstalten, privaten Kliniken und Psychiatrischen Universitätskliniken. Stellvertretend für die zahlreichen anderen engagierten Ärzte wird insbesondere das Wirken von Gottfried Glawnig in Brieg als Repräsentant der alten Anstaltspsychiatrie, Carl Wernicke in Breslau als Vertreter der aufkommenden Universitätspsychiatrie und Karl Ludwig Kahlbaum von der privaten psychiatrischen Klinik in Görlitz in Schlesien hervorgehoben. Trotz der widrigen Umstände und nicht selten gegen starke Widerstände staatlicher oder städtischer Behörden sowie politischer bzw. gesellschaftlicher Gruppierungen gelang in etwas mehr als einem Jahrhundert der Aufbau eines weitgehend suffizienten psychiatrischen Versorgungssystems.

4.1 Einleitung

Zunächst muß um Verständnis dafür gebeten werden, daß dieser Vortrag über die Geschichte des psychiatrischen Krankenhauswesens in Deutschland zumindest teilweise regional begrenzt werden muß. Das erscheint aber auch und vor allem deshalb gerechtfertigt zu sein, weil die hierfür erwählte Region, es handelt sich um die ehemals preußische Provinz Schlesien, durchaus exemplarischen Charakter hat. Besonderheiten in anderen Regionen, z.B. Bayern, Hessen und Ostpreußen, werden in die Darstellung einbezogen.

Über die Entwicklung des psychiatrischen Krankenhauswesens gerade in Schlesien kann besonders deshalb ausführlich berichtet werden, weil dieses Thema – in Zusammenarbeit mit dem Medizinhistorischen Institut der Universität Würzburg – ein historisches Forschungsprojekt an der Psychiatrischen Universitätsklinik Würzburg war (vgl. Schiffers o.J.).

Angeregt wurden wir zu dieser Untersuchung durch die ausgezeichneten Übersichten des Kölner Medizinhistorikers Dieter Jetter. Er hat 1992 in einem Beitrag in

Tropon-Symposium, Bd. IX
Versorgungsstrukturen in der Psychiatrie
Hrsg. F. Reimer
© Springer-Verlag Berlin Heidelberg 1994

den „Fortschritten Neurologie/Psychiatrie" bedeutende psychiatrische Krankenhäuser in Frankreich, England und Deutschland in ihrer historischen Entwicklung miteinander verglichen, und er hat in seinem Buch „Grundzüge der Geschichte des Irrenhauses" (1981) dazu aufgefordert, regionale Besonderheiten in der Entwicklung eines psychiatrischen Versorgungssystems zu untersuchen (vgl. besonders Jetter 1971).

Dabei soll nicht, wie heute so oft üblich, nur berichtet werden, wie schlecht es psychisch kranken Menschen in der Vergangenheit ging und wie sie mißhandelt wurden. Es soll vielmehr versucht werden aufzuzeigen, daß es nicht unbedingt nur ein Anliegen unserer Gesellschaft ist, psychisch Kranken zu helfen, sondern daß es auch in schon zurückliegenden Jahrhunderten ein durch die humane Gesinnung von Ärzten getragenes Bemühen gab, Geistes- und Gemütskrankheiten zu lindern und – wenn möglich – mit den damals zur Verfügung stehenden – wenn auch bescheidenen Mitteln – zu heilen. Dazu gehörte die Einrichtung von Unterbringungsmöglichkeiten für psychisch Kranke, wo diese verpflegt, gepflegt und ärztlich behandelt wurden, ebenso wie die Einrichtung wissenschaftlicher Institute an den Universitäten, um die Verursachung dieser Leiden zu erforschen.

Jedenfalls erschöpft sich die Psychiatriegeschichte nicht in der Darstellung der Züchtigung von Geisteskranken in Gefängnissen und in Hexenverbrennungen, die das Publikum einerseits genüßlich erschaudern läßt, andererseits den Eindruck erwecken läßt, daß wir in unserer Zeit mit unserer humanitären Einstellung zum psychisch Kranken die ersten sind, die es gut mit ihnen meinen und deswegen jeder Fortschritt in der Betreuung dieser Menschen erst in unserer Zeit seinen Ausgang nimmt.

Selbstverständlich gab es in den sog. Toll- und Zuchthäusern auch den Zuchtmeister mit der Peitsche (vgl. Kirchhoff 1890; Schrenk 1973; Haenel 1982; Braum 1986), aber nicht jeder, dem diese Kranken anvertraut waren, war auch Sadist und Menschenschinder. Das Gegenteil kommt den damaligen Realitäten viel näher.

Zu welchen Irrtümern man bei der Geschichtsschreibung der Psychiatrie gelangen kann, belegt die Photographie aus der Zeit um 1890, die den Frauenwachsaal der psychiatrischen Abteilung des Würzburger Julius-Spitales zeigt. Man möchte meinen, daß hinter den abgebildeten Gittern besonders gefährliche Patientinnen untergebracht wurden. Der Eindruck täuscht. Hinter diesen Gittern schlief nämlich das gefährdete Pflegepersonal, um nicht während des Schlafes von potentiell gewalttätigen Patientinnen überrascht zu werden (vgl. Jolly 1873; Rieger 1883, 1893, 1914; Mottley 1855; Lanczik o.J.).

Das 19. Jahrhundert ist aus psychiatriehistorischer Sicht nicht nur das Zeitalter der Hinwendung des naturwissenschaftlich ausgerichteten Arztes zu den Geistes- und Gemütskranken, sondern auch das Zeitalter der Gründung eigenständiger psychiatrischer Kliniken. Beide Entwicklungen aber liefen nicht nur zeitlich parallel, sondern sie bedingten sich gegenseitig (Laehr u. Lewald 1899).

Die Gründungen der ersten gegenüber anderen medizinischen Einrichtungen selbständigen Irrenhäuser in Pforzheim 1804, in Zwiefalten und in Schleswig 1812, Marsberg 1814 und Heidelberg 1826 markieren den Weg der Psychiatrie zu einer eigenständigen medizinisch-wissenschaftlichen Disziplin in Deutschland zu Beginn des 19. Jahrhunderts.

Die ersten selbständigen Heilanstalten ohne Pflegeabteilungen wurden 1805 von Gottfried Langermann in Bayreuth gegründet, weitere folgten 1811 in Sonnenstein in Sachsen, 1827 in Hildesheim und 1830 in Leubus in Schlesien.

Die ersten reinen Pflegeanstalten wurden vermutlich 1805 in Schwabach in Franken und 1829 in Colditz in Sachsen gegründet. Heinrich Damerow setzte sich aber in einer 1840 in Leipzig erschienenen Schrift wieder sehr für die Verbindung von Heil- und Pflegeanstalten ein und gründete vier Jahre später die Klinik Halle-Nietleben nach diesen Vorstellungen, die dann auch Vorbildcharakter hatten für die Gründungen der Kliniken in Illenau in Baden, Eichberg in Hessen, Schwetz in Westpreußen und Allenberg in Ostpreußen (vgl. Griesinger 1868; Meyer 1927; Zeller 1981).

Wie kam es zu der Gründung so vieler psychiatrischer Kliniken zu Beginn des letzten Jahrhunderts, von denen wir nur die ersten nennen konnten?

4.2 Die Anfänge des psychiatrischen Versorgungssystems im Mittelalter und zu Beginn der Neuzeit

Der Beginn der Irrenfürsorge in Deutschland ist schwer zu fassen. Aus den mittelalterlichen Zentren des Islams sind vergleichsweise früh eigene Einrichtungen für psychisch Kranke bekannt, für Bagdad seit dem Jahr 800 und für Kairo seit 872.

In Europa blieben hingegen Einrichtungen dieser Art, wie in Valencia 1409 und an der Pilgerstätte für Geisteskranke in Gheel, Einzelerscheinungen. Die Zuwendung zu diesen Kranken erschöpfte sich tatsächlich oft genug in der Unterbringung in Kirchenkrypten oder Türmen der Stadtmauern, wobei man aber berücksichtigen muß, daß auch für die Masse der anderen Kranken oft keine besseren Einrichtungen zur Verfügung standen.

Das mag daran gelegen haben, daß die Ärzte des Islams, das Erbe der antiken Wissenschaft – Philosphie und Medizin – weitergaben, wenn auch kaum weiter entwickelten, während die antike Wissenschaft in Europa, nach ihrer unvollständigen Rezeption über Salerno und Toledo, nicht nur Weiterentwicklungen, sondern auch Verengungen erlebte, die gebietsweise zu Rückschritten führten, und sich dann, beispielsweise für den Geisteskranken, ungünstig auswirkten. Nicht mehr nur Ärzte, sondern auch Theologen befaßten sich mit dem psychisch Kranken, der wieder vielfach – wie vor Hippokrates und Galenos – als Besessener gedeutet und exorzistisch behandelt wurde.

Mit der wachsenden Bedeutung der Städte im ausgehenden Mittelalter und der damit verbundenen größeren Bevölkerungszahl auf kleinem Raum, wuchs auch die Zahl der Armen, Kranken und Gebrechlichen – zu denen viele Geisteskranke gehörten –, die in Heilig-Geist- und Bürgerspitälern aufgefangen wurden. Die Betreuung in diesen Hospitälern übernahmen in der Regel von der Stadt angestellte Pfleger oder Laienorden.

Im 16. Jahrhundert kam es im Zuge der Gegenreformation zu einer Reihe von Gründungen von Spitälern durch die Fürstbischöfe in Deutschland, die dadurch – werbewirksam – ihre philantrope Gesinnung demonstrieren wollten. Eine dieser Einrichtungen ist das schon erwähnte Würzburger Julius-Spital, in dem in einer 1583 eigens eingerichteten Abteilung für wahnsinnige Geisteskranke Aufnahme fanden, die bereits nach dem Dreißigjährigen Krieg 5–10% der Patienten stellten.

4.3 Die Gründung der großen psychiatrischen Anstalten unter besonderer Berücksichtigung der Klinik in Brieg

Die Betreuung psychisch Kranker wurde seit der Mitte des 18. Jahrhunderts – grob eingeteilt – in 4 Formen organisiert, die die vormalig kirchlichen Einrichtungen zu Beginn des 18. Jahrhunderts, also zur Zeit der Säkularisierung, allmählich ablösten:

1. in den psychiatrischen Abteilungen an städtischen Krankenhäusern, die meistens den medizinischen Abteilungen angeschlossen waren,
2. in den großen staatlichen Anstalten, die in den aufgelösten Klöstern oder vom Staat aufgekauften Schlössern und Gütern untergebracht wurden,
3. in die privaten Kliniken, in die die begüterten Patienten nach Überfüllung der staatlichen Einrichtungen wechselten, und
4. in die Psychiatrischen Universitätskliniken.

Die ältesten Hinweise auf eine öffentliche Versorgung psychisch Kranker in Schlesien finden wir in zwei Breslauer Baurechnungen aus den Jahren 1488 und 1567, in denen von einer Klause bzw. von einem Narrenhaus die Rede ist. Dieses Narrenhaus befand sich in einer Straße, deren Name schon 1512 auf die Existenz eines derartigen Gebäudes hinwies, sie hieß „auf dem Graben bei den Klausen" (Alter 1913; Schenk 1931; vgl. Schiffers o.J.).

Um 1600 wurde diese Klause an das Allerheiligenhospital angegliedert, das zu einer Stiftung gehörte, die sich der Armen- und Krankenpflege widmete und hier sich insbesondere um die Pest- und Syphiliskranken bemühte.

1764 ordnete der Breslauer Magistrat an, „ein Behältnis und Klausur dergestalt anzulegen, daß einige wahnwitzige und tollgewordene Menschen darin gebracht und ohne sich selbst und ohne anderen weiter zu schaden, darinnen nicht nur wohl verwahret sondern auch unter göttlichem Beystande wieder kurieret und zu rechte gebracht werden können." Der psychisch Kranke sollte also schon damals nicht mehr nur aufgehoben, sondern auch behandelt werden (Schiffers o.J.).

Nachdem der preußische König Friedrich II. Schlesien unter seine Herrschaft gebracht hatte, begann sich auch dort eine Irrenfürsorge nach preußischem Muster auszubilden. Wie in den anderen Provinzen geschah dies durch Unterbringung der Geisteskranken zunächst zusammen mit Verbrechern und sog. üblen Gesindel in Zucht- und Tollhäusern. Im östlichen Teil Schlesiens wurde ein derartiges Haus in Brieg eingerichtet, in dem 1752 in einem dazugehörigen Arbeitshaus 4 Klausen für Wahnsinnige und 3 Stuben für melancholische Personen zur Verfügung gestellt wurden.

Als 1777 der in der Psychiatriegeschichtsschreibung kaum bekannte Gottfried Glawnig zum Gefängnisarzt in Brieg bestellt wurde, begann sich die Lage der ihm unterstellten psychisch Kranken sofort zu bessern. Glawnig bemühte sich um eine humane Unterbringung und Behandlung der ihm anvertrauten psychiatrischen Patienten. Er verstand seine Irrenanstalt als Hospital mit therapeutischem Anspruch. Ziel einer Behandlung sollte nicht nur die Bewahrung des Lebens der Patienten sein, sondern möglichst auch seine Heilung und schließliche Entlassung aus der Anstalt (Glawnig 1785, 1786).

Glawnigs medikamentöse Behandlungsversuche mit Arsen, Kampfer und Nieswurzextrakten sind aber auch Ausdruck der doch sehr beschränkten therapeutischen Möglichkeiten bzw. Hilflosigkeit des Psychiaters im 18. Jahrhundert.

Glawnig war aber auch Befürworter einer – und das mutet schon wesentlich moderner an – therapeutischen Beschäftigung der Kranken in Haushalt, Gärtnerei und Landwirtschaft. Zudem regte er die Anlegung eines Physikatattestes für jeden Kranken an, in dem die Krankengeschichte und die Therapieversuche festgehalten wurden. Verstarb einer der Patienten in der Anstalt, wurde von Glawnig eine Sektion veranlaßt, um über die nach seiner Ansicht ursächlich sehr unbekannten psychiatrischen Krankheiten neue Erkenntnisse zu sammeln, die er dann in Vorlesungen den Ärzten der Gegend der Anstalt anbot.

Glawnig initiierte schließlich den Bau einer separaten Irrenanstalt, die 1784 eröffnet werden konnte, administrativ aber immer noch nicht von der Gefängnisverwaltung gelöst wurde.

Die Unterbringung der psychisch Kranken in Brieg zu dieser Zeit war nach den Reformen Glawnigs im Vergleich zu anderen derartigen Einrichtungen in Deutschland vorbildlich. Die Anstalt konnte ca. 50 Kranke aufnehmen, die Räumlichkeiten wurden als hell und luftig beschrieben, und die Kranken konnten nach Geschlecht getrennt werden. Außerdem wurden getrennte Schlaf- und Aufenthaltsräume sowie drei Zimmer für – so wörtlich – „Mannspersonen von Distinction" geschaffen. Die Patienten durften nur in Ausnahmefällen gefesselt und eingesperrt werden, und es sollte für ihre Bekleidung gesorgt werden.

Für den Westteil Schlesiens, in Jauer, sah es anders aus. Dort sah zur gleichen Zeit nur sporadisch ein Irrenmedicus die akut Kranken. Wie die Patienten versorgt wurden, hing eben oft von der Initiative der jeweiligen ärztlichen Leitung der Anstalten und nicht alleine von staatlichen Geldern oder gesellschaftlichen Umständen ab.

Nachdem der eingangs schon erwähnte Psychiater Johann Gottfried Langermann, der Begründer der 1805 in Bayreuth eingerichteten ersten selbständigen Heilanstalt – ohne eine Pflegeabteilung –, der als Reformer des preußischen Irrenwesens in die Geschichte der Psychiatrie eingegangen ist, mit der Leitung des gesamten preußischen Medizinalwesens betraut wurde, wurden weitere Anstaltsgründungen initiiert.

Eine dieser Neugründungen erfolgte in dem ehemaligen Zisterzienserkloster Leubus bei Breslau. Aus Sachsen gewann man Moritz Gustav Martini, der zuvor in der Klinik Sonnenstein tätig war und, bevor er in Leubus antrat, zu Esquirol nach Paris zu Ausbildungszwecken gesandt worden war.

Die Aufnahmekapazitäten der nun drei schlesischen Anstalten erwiesen sich schon bald als nicht mehr bedarfsgerecht. Auch wurde seitens der Ärzteschaft Kritik an dem zentralistischen System laut, das kein flächendeckendes Versorgungsnetz für psychisch Kranke ermöglichte.

Kritik wurde aber auch an den strengen Aufnahmebeschränkungen in den Heilanstalten laut, die gemäß ihrem Status als Heilanstalten keine chronisch Kranken, Epileptikern, Alten und Siechenden aufnehmen durften. Der spätere Breslauer Professor Heinrich Neumann, einer der konsequentesten Verfechter des Konzeptes der Einheitspsychose, der zunächst unter Martini in Leubus tätig war, forderte bald – wie Damerow zuvor – die gemeinsame Betreuung der Heilfähigen und der Heilunfähigen. Eine Trennung könne nur zwischen denen durchgeführt werden, die eine Behandlung dringend benötigen würden, und denjenigen, die keine Hilfe bräuchten (Neumann 1848, 1862; vgl. Lanczik 1989).

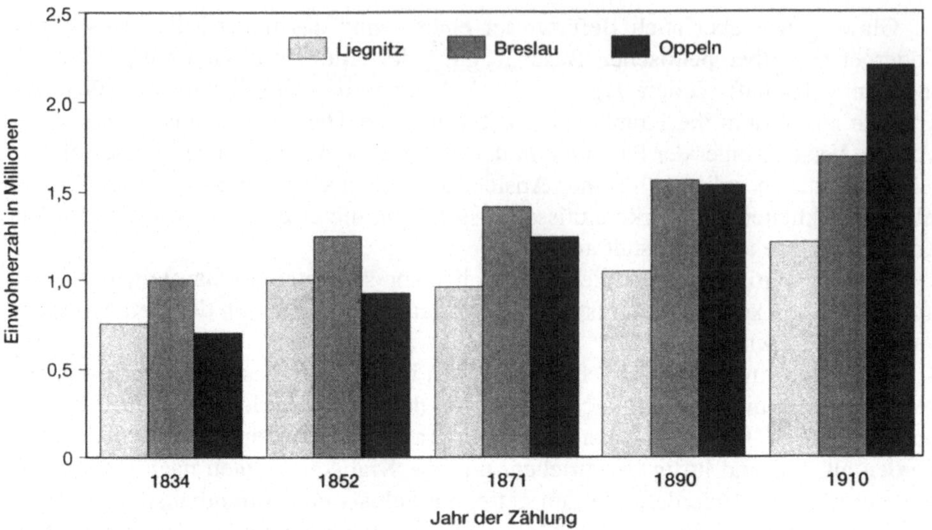

Abb. 1. Bevölkerungsentwicklung in den drei Regierungsbezirken der ehemaligen preußischen Provinz Schlesien von 1834–1910

So wandte er sich entschieden gegen die hochfeudale „Gesellschaft", so Neumann wörtlich, die einen Teil der Kapazitäten der Anstalten als Pensionäre in Anspruch nahmen, obwohl gerade diese auf die Hilfe des Staates nicht angewiesen waren.

Aufgrund einer „Medicinalstatistik" von Martini aus dem Jahre 1852 – damals wurden bei einer Bevölkerung von 3,1 Mio. 2147 Geisteskranke in Schlesien gezählt – wurden die Pflegekapazitäten mit der Gründung der Anstalt in Bunzlau 1863 nochmals erweitert. Und da bei der Standortwahl Oberschlesien nicht berücksichtigt worden war, mußte 1976 in Kreuzburg eine weitere Anstalt eröffnet werden.

In diesem Zusammenhang darf darauf hingewiesen werden, daß Oberschlesien zunächst tatsächlich schwer benachteiligt wurde, was die Bereitstellung von Bettenkapazitäten betraf.

Die Bevölkerungsentwicklung in den drei schlesischen Regierungsbezirken Liegnitz, Breslau und Oppeln nahm nicht den gleichen Verlauf. Im oberschlesischen Regierungsbezirk Oppeln stieg die Bevölkerungszahl im Zeitalter der Industrialisierung stärker an als in den beiden niederschlesischen Regierungsbezirken (Abb. 1).

In der Abb. 2 ist zu erkennen, daß es bis 1872 in Oberschlesien überhaupt keine öffentliche Anstalt gab und die Region erst mit den späteren Gründungen in Kreuzburg, Tost und Rybnik versorgt wurde.

Erst ab 1885 begann man die Bettenkapazitäten psychiatrischer Krankenhäuser dem tatsächlichen Bedarf und nicht im Verhältnis zur Bevölkerungsentwicklung dieser preußischen Provinz anzupassen (Abb. 3).

Endlich setzte sich auch das System der gemischten Heil- und Pflegeanstalten durch, nur Leubus widersetzte sich unter Martini noch.

Im gleichen Maße wie sich die offene Betreuung der Geisteskranken durchsetzte, änderte sich auch die Architektur der neugebauten Heil- und Pflegeanstalten.

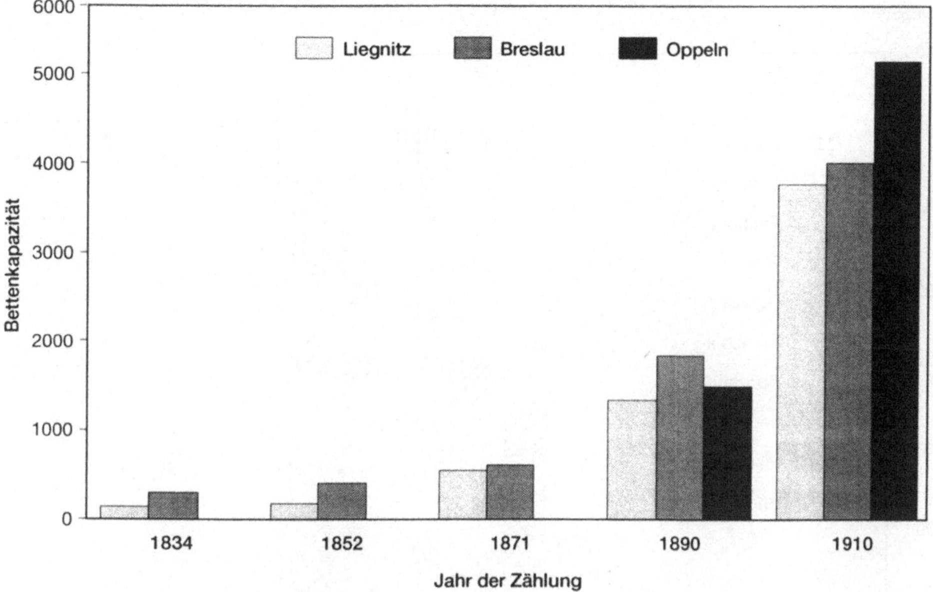

Abb. 2. Entwicklung der Bettenkapazitäten psychiatrischer Kliniken in den drei schlesischen Regierungsbezirken Breslau, Liegnitz und Oppeln

Während die Klinik in Bunzlau noch im Kasernenstil errichtet worden war, wählte man bei dem Bau der Anstalten in Tost, Rybnik und Lüben den Pavillonstil.

Emil Sioli richtete 1886 die Familienpflege ein (vgl. auch Schmidt-Michel 1992). Die Wohnungsbauten für das Pflegepersonal im Umkreis der Anstalten wur-

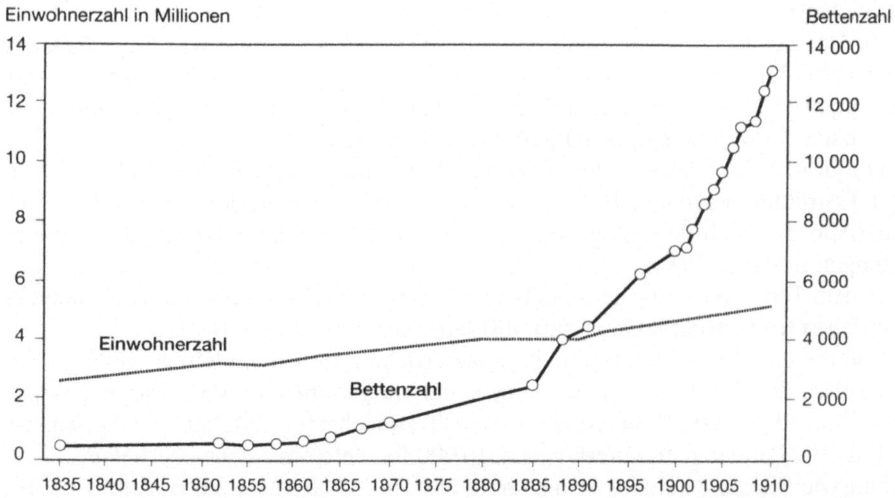

Abb. 3. Entwicklung der Bevölkerungszahl und der Anzahl psychiatrischer Krankenhausbetten in Schlesien zwischen 1835 und 1910

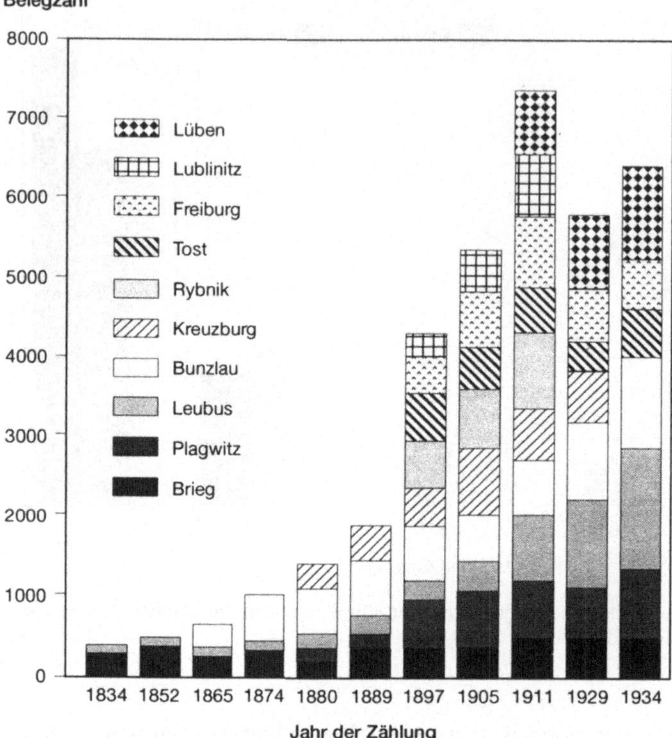

Abb. 4. Belegzahlen der psychiatrischen Krankenhäuser Schlesiens in den Jahren 1834–1934

den großzügiger gestaltet, um die Integration von Anstaltspatienten in Pflegefamilien zu erleichtern.

Zu Beginn des 20. Jahrhunderts wurde die Zahl der Heil- und Pflegeanstalten weiter vermehrt. Eine Übersicht über die Aufnahmekapazitäten gibt ihnen die Abb. 4. Während 1834 ca. 400 Patienten in drei Anstalten versorgt wurden, konnten 100 Jahre später 7500 Patienten in 10 Kliniken behandelt werden.

Die in den 30er Jahren dieses Jahrhunderts mittlerweile flächendeckende Versorgungsstruktur der ehemaligen preußischen Provinz Schlesien wird anhand der Karte (Abb. 5) ersichtlich. Eingezeichnet sind nur die Standorte der öffentlichen Einrichtungen im Jahre 1934.

In dem Teil Schlesiens, der bei Österreich verblieben war, fand der Ausbau eines öffentlichen Irrenanstaltswesens fast 100 Jahre später statt (vgl. Schlager 1868). Erst 1841 wurde eine Irrenabteilung in Troppau errichtet, in der in kleinen, gefängnisartigen Zellen die Kranken, zum Teil angekettet, aufgehoben wurden. Die in Troppau im Pavillonstil erbaute, 1889 eröffnete Anstalt, zunächst für 200 Patienten konzipiert, 1910 für 700 Patienten erweitert, war mit 1000 Patienten meistens überbelegt – Ärzteschaft wie Pflegepersonal waren ständig überfordert. Im Mai dieses Jahres konnte ich die zur Zeit unter tschechischer Verwaltung stehende Klinik besichtigen; sie ist noch immer bzw. wieder in einem ausgezeichneten Zustand.

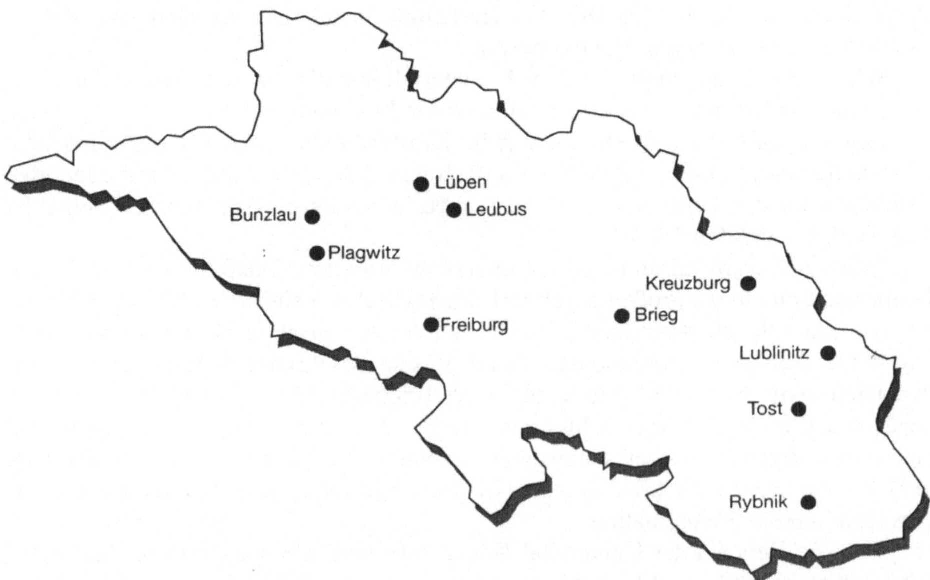

Abb. 5. Standorte der öffentlichen psychiatrischen Krankenhäuser der preußischen Provinz Schlesiens im Jahre 1911

Die Überfüllung der psychiatrischen Kliniken ist aber nicht ein auf Österreich-Ungarn beschränktes Phänomen gewesen. Der Neubau von psychiatrischen Kliniken konnte fast überall kaum mit dem Bevölkerungswachstum Schritt halten. Die Landbevölkerung war noch eher in der Lage gewesen, ihre psychisch kranken Familienmitglieder unterzubringen und zu versorgen. In den Städten mit den immer größer werdenden, beengten Arbeitervorstadtsiedlungen waren die Familien mit ihren Geisteskranken überfordert. In einer in Würzburg 1990 erschienenen medizinhistorischen Dissertation von Flath-Stalder über die Geschichte des öffentlichen Gesundheitswesens in Heppenheim im südlichen Hessen wird dieser Notstand eindrücklich beschrieben. 1886 rechnete man in Hessen mit 4 Geisteskranken auf 1000 Einwohner, und man wußte nicht, wohin mit ihnen. Die Überbelegungen führten dazu, daß zum Beispiel die Klinik im hessischen Hofheim für die Patienten nachts nur noch 1,7 m^2 Raum zur Verfügung hatte. Die Tuberkuloseerkrankungen und in deren Gefolge die Sterberate unter den Patienten nahm in Hofheim – wie auch anderswo – erheblich zu. Nur Neugründungen versprachen Abhilfe: Im Falle von Hofheim konnte durch die 1886 erfolgte Gründung der Anstalt Heppenheim Entlastung geschaffen werden.

4.4 Die Entwicklung der deutschen Universitätspsychiatrie am Beispiel der Kliniken in Breslau und in Königsberg

Die Anfänge einer psychiatrischen Lehrtätigkeit in Schlesien bei Glawnig haben wir schon erwähnt. Ab 1830 wurde unter Martini in Leubus psychiatrischer Nachwuchs ausgebildet, und ab 1874 bis 1897 bot die Klinik für interessierte Medizinstudenten aus Breslau sechswöchige Blockkurse an.

Schon 1836 hatte ein preußischer Ministerialerlaß die Medizinische Fakultät der Universität zu Breslau angewiesen, interessierte Studenten auf die Möglichkeit zum Studium der praktischen Irrenheilkunde im Kloster Leubus aufmerksam zu machen. Zwei Jahre später mußte die Fakultät jedoch den Behörden in Berlin mitteilen, daß sich bisher für den Unterricht am Krankenbett in der Psychiatrie niemand gemeldet hatte (vgl. Gscheidlen 1886).

Es ist in diesem Zusammenhang interessant zu wissen, daß bis weit in das 19. Jahrhundert hinein die großen psychiatrischen Kliniken nahezu die alleinigen Träger der nervenärztlichen Ausbildung sowohl der Studenten als auch der Ärzte waren. Psychiatrischer Unterricht fand damals nur in sehr beschränktem Maße an den Universitäten statt. Erst 1834 wurde mit Carl Friedrich Marcus zum ersten Mal in Deutschland im Würzburger Juliusspital die Psychiatrie auf Dauer zum Gegenstand des regelmäßigen klinischen Unterrichtes gemacht, nachdem Johann Christian Reil in Halle und Friedrich Christian Nasse in Bonn episodisch über Psychiatrie an Universitätskliniken gelesen hatten.

Aber am Beispiel der Universität Königsberg wird die noch weit bis in das 19. Jahrhundert bestehende Abhängigkeit universitärer Einrichtungen von den Ärzten der großen Provinzial-, Landes- oder Bezirkskliniken bei der Ausbildung des ärztlichen bzw. psychiatrischen Nachwuchses deutlich.

Karl Ludwig Kahlbaum, Oberarzt an der Provinzialirrenanstalt in Allenberg in Ostpreußen, hielt bis 1866 an der Universität Königsberg die psychiatrischen Vorlesungen. Vor ihm hatten dort Internisten die Psychiatrie in ihren Vorlesungen – wenn überhaupt – nur sehr kursorisch abgehandelt (vgl. Lanczik 1992 a).

Bis Ende des letzten Jahrhunderts war es an den deutschen Universitätskliniken üblich gewesen, daß die Lehrstuhlinhaber für Innere Medizin die Psychiatrie nebenbei mitlehrten (vgl. Eulner 1970). Der Internist Franz von Rinecker hatte z.B. 1842 in Würzburg neben der Versorgung der psychiatrischen Patienten auch die Leitung der Klinik für Haut- und Geschlechtskrankheiten übernommen. So unverständlich uns diese in einer Hand vereinigte Leitung einer psychiatrischen und einer venerologischen Klinik vorkommen mag, so praktisch war diese Lösung zur damaligen Zeit. Man muß sich nämlich vergegenwärtigen, daß im 19. Jahrhundert bis zu 30% der Patienten in psychiatrischen Kliniken an progressiver Paralyse erkrankt waren (Rieger 1914).

Eine akademische Laufbahn blieb Kahlbaum versagt, weil das preußische Kultusministerium damals noch nicht von der Notwendigkeit der Einrichtung einer Psychiatrischen Universitätsklinik in Königsberg überzeugt werden konnte. Kahlbaum wechselte enttäuscht als zweiter Arzt an die Reimersche Klinik in Görlitz/Niederschlesien, deren Leitung er ein Jahr später übernahm.

Erst 1895 wurde in Königsberg ein Extraordinariat für Psychiatrie und Neurologie eingerichtet, das 1903 Karl Bonhoeffer übernahm. Wie bescheiden sich damals eine Universitätsnervenklinik gegenüber den großen psychiatrischen Anstalten ausnahm, ist heute kaum vorstellbar. Bonhoeffer hatte lediglich das obere Stockwerk in einem alten, heruntergekommenen zweistöckigen Bau zur Verfügung (Neumärker 1990; vgl. Lanczik 1992 b).

Aber die Verhältnisse der universitären Psychiatrie waren nicht nur in Königsberg problematisch. In Breslau wurde 1851 der aus Leubus kommende Neumann Extraordinarius für Psychiatrie. Im Jahre 1867 hatte der Magistrat der Stadt Breslau Neumann förmlich zugestanden, in der psychiatrischen Abteilung des städtischen Allerheiligenhospitales, dessen Primararzt er gleichzeitig geworden war, gegen Entschädigung klinische Vorlesungen zu halten. Preußen mußte nach Einführung der neuen Währung bis zu 700 Reichsmark an die Stadt Breslau für die Benutzung der Klinik zahlen.

Carl Wernicke, ab 1884 Nachfolger Neumanns und ab 1891 persönlicher Ordinarius, war als Inhaber des Lehrstuhles für Psychiatrie an der Universität Breslau ebenfalls gleichzeitig Primararzt der städtischen Irrenanstalt, da diese weiterhin auch die Aufgabe einer psychiatrischen Universitätsklinik wahrnahm (Lanczik 1988; Lanczik u. Keil 1991).

1889 wurde der Neubau der städtischen Irrenanstalt fertig, der wieder der Psychiatrischen Universitätsklinik provisorische Aufnahme bot. Damit war wenigstens die schon von Neumann angestrebte Trennung der Psychiatrie von der Inneren Medizin erreicht. Mit der Gründung einer Nervenpoliklinik setzte Wernicke im gleichen Jahr die Verbindung von Neurologie und Psychiatrie in Breslau durch, was in Heidelberg z.B. wesentlich später gelang und bekanntlich bald wieder von Victor von Weizsäcker in Frage gestellt wurde.

Die Behörden der Stadt Breslau waren der universitären Psychiatrie weiterhin nicht gut gesonnen und betrieben die Trennung der beiden Funktionen, die Wernicke innehatte. Man zwang ihn, als Leiter der Anstalt zurückzutreten. Die Stadt löste die Verträge mit der Universität, und die Stelle des städtischen Primararztes und das Ordinariat für Psychiatrie wurden getrennt. Bis 1907 sollte es keine psychiatrische Universitätsklinik in Breslau mehr geben, nachdem 1900 die Universitätsklinik die städtische Irrenanstalt verlassen hatte. Gleichzeitig untersagte man Wernicke sogar, bei seinen Vorlesungen in der Universität Patienten aus der städtischen Anstalt vorzustellen. Wernicke, nie ein Mann des Aufgebens oder des Kompromisses gewesen, richtete sich deshalb eine psychiatrische Privatklinik ein.

Die Psychiatrische Universitätsklinik in Breslau bestand damit eigentlich nur auf dem Papier, obwohl seit 1903 Psychiatrie – man muß sagen: endlich – zum Pflicht- und Prüfungsfach in Preußen erhoben worden war. Wernicke hatte 1904 einen Ruf an die Universität Halle an der Saale angenommen, nachdem er einen solchen nach Wien abgelehnt hatte, und er nach Berlin, obwohl dort primo loco, vom preußischen Kultusministerium nicht berufen worden war. Wernickes Engagement hatte ihn nirgends beliebt gemacht – kaum war er aus Breslau weg, wurde mit dem Bau einer eigenen Psychiatrischen Universitätsklinik in Breslau begonnen, deren Direktor 1907 Wernickes Schüler Bonhoeffer wurde.

4.5 Die private psychiatrische Klinik in Görlitz/Niederschlesien

Neben den öffentlichen Anstalten und den Universitätskliniken existierten in Deutschland um die letzte Jahrhundertwende private Einrichtungen für Epileptiker und Trinker sowie Sanatorien für begüterte psychiatrische Patienten, worauf ich zuletzt eingehen will. Eine dieser Kliniken erlangte Weltruhm: gemeint ist die Psychiatrische Klinik in Görlitz. Sie wurde 1855 von Hermann Andreas Reimer zunächst nur für Epilepsiekranke gegründet, womit er, das ist weniger bekannt, in Deutschland die erste Spezialeinrichtung für diese Kranken schuf. Hier wirkte von 1866–1899 Karl Ludwig Kahlbaum, der mit seiner 1863 in Danzig erschienenen Schrift „Die Gruppirung der psychischen Krankheiten und die Einteilung der Seelenstörungen" nach dem Vorbild der französischen Empiriker und als Reaktion auf das Konzept der Einheitspsychose Neumanns in Deutschland die Grundlage für eine allgemeine klinische Forschung auf dem Gebiet der Psychopathologie legte. Mit dem Konzept der Katatonie erlangte er – leider erst nach seinem Tod – Weltruhm.

Mit seinem Freund Ewald Hecker arbeitete er weiterhin wissenschaftlich. Hecker beschrieb 1871 in „Virchows Archiv" – aufgrund des von Kahlbaum zur Verfügung gestellten Materials – die Hebephrenie, die von beiden zunächst „Jugendirresein" genannt wurde.

Kahlbaum hatte in Görlitz eine Abteilung für geistig abnorme Jugendliche begründet, in der Ärzte gleichermaßen therapeutisch und rehabilitativ tätig waren. Es wurde ein sog. „ärztliches Therapeutikum" eingerichtet, in denen die jungen Patienten sowohl Schulunterricht als auch Arbeits- und Beschäftigungstherapie angeboten wurde. Somit wurde die Görlitzer Klinik auch zu einer Forschungsstätte der Jugendpsychiatrie, fernab der universitären Einrichtungen (Lanczik u. Elliger 1988).

Kahlbaum erweiterte schrittweise die Klinik in Görlitz, wobei er, wie die Psychiater in Breslau, Königsberg, Würzburg oder anderswo, auf erhebliche Widerstände der Stadtväter stieß, insbesondere wegen der Anwendung moderner Behandlungsmethoden, d.h. wenn möglich ohne Zwangsmittel (Laehr 1912; Altenkirch 1989).

4.6 Zusammenfassung

Zusammenfassend darf festgestellt werden, daß es ganz überwiegend sehr engagierte Ärzte waren, die unter meist widrigen Umständen – nicht selten gar gegen starke Widerstände seitens staatlicher und städtischer Behörden und politischer oder gesellschaftlicher Gruppierungen – ein weitgehend suffizientes psychiatrisches Versorgungssystem aufgebaut haben. Stellvertretend für diese und weil besonders erfolgreich, wurden hier von mir vor allem Glawnig als Vertreter der alten Anstaltspsychiatrie, Wernicke als Vertreter der Universitätspsychiatrie und Kahlbaum als Vertreter der privaten Kliniken genannt. Pinels, wenn ich das einmal so ausdrücken darf, berühmte und weniger berühmte, gab es in allen Ländern und zu allen Zeiten.

Inzwischen ist es seit einiger Zeit, wie sie alle wissen, zu einer Umkehrung der Entwicklung stationär-psychiatrischer Betreuung gekommen, die zum Teil auf eine Deinstitutionalisierung hinausläuft. Sie wurde natürlich erst durch die nun zur Verfügung stehenden, vor allem medikamentösen Behandlungsmöglichkeiten verifizierbar (und sie sind unseres Erachtens in der Grundtendenz zu begrüßen). Wir wissen aber auch seit der Radikalisierung der genannten Umkehrtendenz, etwa durch Franco Basaglia in Italien, daß psychiatrische Kliniken für Diagnostik, Therapie und für die Forschung eine segensreiche Notwendigkeit bleiben werden.

Literatur

Altenkirch R (1989) Dr. med. Hermann Andreas Reimer, seine Familie und seine „Heilanstalt für an Epilepsie leidende Kranke" zu Görlitz. In: Stadt Görlitz (Hrsg) Görlitzer Magazin, 3. Beiträge zur Geschichte, Kunst und Kulturgeschichte der Stadt Görlitz und ihrer Umgebung. Görlitz

Alter M (1913/14) Die Anfänge der Irrenfürsorge in Schlesien. Psychiatr Neurol Wschr 15:57–62

Braum D (1986) Vom Tollhaus zum Kastenhospital. Ein Beitrag zur Geschichte der Psychiatrie in Frankfurt am Main. Olms Weidmann, Hildesheim

Eulner H-H (1970) Die Entwicklung der medizinischen Spezialfächer an den Universitäten des deutschen Sprachgebietes. Enke, Stuttgart

Flath-Stalder C (1990) Gesundheitswesen in Heppenheim (1800–1945). Diss med Würzburg

Glawnig GE (1785) Nachricht aus dem neu erbauten Irrhause zu Brieg in Niederschlesien. Neues Magazin für die gerichtliche Arzneikunde und medicinische Polizei 1:467–475

Glawnig GE (1786) Nachricht von dem Zucht- und Arbeitshause zu Brieg, nebst freymüthiger Anmerkungen. Neues Magazin für die gerichtliche Arzneikunde und medicinische Polizei 2:97–112

Griesinger W (1868) Ueber Irrenanstalten und deren Weiter-Entwicklung in Deutschland. Arch Psychiatr 50:8–43

Gscheidlen F (1886) Zur Reorganisation des medicinischen Unterrichtes an der Universität Breslau. Breslauer Aerztl Ztschr 12:137–141

Haenel Th (1982) Zur Geschichte der Psychiatrie. Gedanken zur allgemeinen und Basler Psychiatriegeschichte. Birkhäuser, Basel

Hecker E (1871) Die Hebephrenie. Arch Pathol Anat Physiol Klin Med 52:394–429

Jetter D (1971) Zur Typologie des Irrenhauses in Frankreich und Deutschland (1780–1840). Steiner, Wiesbaden

Jetter D (1981) Grundzüge der Geschichte des Irrenhauses. Wissenschaftliche Buchgesellschaft, Darmstadt

Jetter D (1992) Wichtige Irrenhäuser in Frankreich, Deutschland und England (1800–1900). Fortschr Neurol Psychiatr 60:329–348

Jolly F (1873) Bericht über die Irren-Abteilung des Juliusspitals zu Würzburg. Stahel, Würzburg

Kahlbaum KL (1863) Die Gruppirung der psychischen Krankheiten und die Einteilung der Seelenstörungen. Kafemann, Danzig

Kirchhoff Th (1890) Grundriss einer Geschichte der deutschen Irrenpflege. Hirschwald, Berlin

Laehr H (1912) Die Anstalten für Psychisch-Kranke in Deutschland, Österreich, der Schweiz und den baltischen Ländern. Reimer, Berlin

Laehr H, Lewald M (1899) Die Heil- und Pflegeanstalten für Psychisch-Kranke des deutschen Sprachgebietes. Reimer, Berlin

Lanczik M Kurze Übersicht zur Geschichte der Psychiatrie in Würzburg. Unveröffentl Manuskript

Lanczik M (1988) Der Breslauer Psychiater Carl Wernicke. Werkanalyse und Wirkungsgeschichte als Beitrag zur Medizingeschichte Schlesiens. Thorbecke, Sigmaringen

Lanczik M (1989) Heinrich Neumann und seine Lehr von der Einheitspsychose. Fundamenta Psychiatrica 3:261–268

Lanczik M (1992 a) Karl Ludwig Kahlbaum (1828–1899) and the emergence of psychopathological research in German psychiatry. History of Psychiatry 3:53–58

Lanczik M (1992 b) Zur Geschichte des psychiatrischen Krankenhauswesens in West- und Ostpreußen. Würzburger medizinhist. Mitteilungen, 10, Königshausen & Neumann, Würzburg, S 29–37

Lanczik M, Elliger T (1988) Die Görlitzer psychiatrische Schule: Von Kahlbaum zu Ziehen. Zur Entwicklung einer systematischen Nosologie in der Kinder- und Jugendpsychiatrie. In: Friese H-J, Trott G-E (Hrsg) Depression in Kindheit und Jugend. Huber, Bern, S 40–49

Lanczik M, Keil G (1991) Carl Wernicke's localization theory and its significance for the development of scientific psychiatry. History of Psychiatry 2:171–180

Meyer F (1927) Zur Geschichte der Psychiatrie in Ostpreußen. Allg Ztschr Psychiatr 87:1–19

Mottley E (1885) On the treatment of insanity in Julius Hospital Würzburg. J Psychol Med 11:124–135

Neumärker K-J (1990) Karl Bonhoeffer. Leben und Werk eines deutschen Psychiaters und Neurologen in seiner Zeit. Springer, Berlin

Neumann H (1848) Gedanken über die Zukunft der schlesischen Irrenanstalten. Leuckart, Wohlau/Schlesien

Neumann H (1862) Die Irrenanstalt zu Pöpelwitz bei Breslau im ersten Decennium ihrer Wirksamkeit. Enke, Erlangen

Rieger K (1883) Ueber die Irrenabteilung des Juliusspitals zu Würzburg und die Verhältnisse der Geisteskranken in Unterfranken überhaupt. Allg Ztschr Psychiatr 39:577–600

Rieger K (1893) Die neue psychiatrische Klinik der Universität Würzburg. Springer, Berlin

Rieger K (1914) Aus dem Julius-Spital und der ältesten psychiatrischen Klinik. In: Stadt Würzburg (Hrsg) Hundert Jahre bayerisch. Stürtz, Würzburg, S 303–334

Schenk A (1931) 450 Jahre Irrenfürsorge der Stadt Breslau. Allg Ztschr Psychiatr 94:387–406

Schiffers J (o J) Die Entwicklung des psychiatrischen Krankenhauswesens in Schlesien bis 1945 (unveröffentlichtes Manuskript)

Schlager A (1868) Der heutige Stand der öffentlichen Irren-Fürsorge in Oesterreich. Arch Psychiatr 50:159–172

Schmidt-Michel P-O (1992) Die psychiatrische Familienpflege der Anstalt Tapiau/Ostpreußen (1907–1940). Psychiatr Prax 19:46–51

Schrenk M (1973) Über den Umgang mit Geisteskranken. Die Entwicklung der psychiatrischen Therapie vom „moralischen Regime" in England und Frankreich zu den „psychischen Curmethoden" in Deutschland. Springer, Berlin

Wendehorst A (1976) Das Julius-Spital in Würzburg, I. Selbstverlag, Würzburg

Zeller G (1981) Von der Heilanstalt zur Heil- und Pflegeanstalt. Ein Beitrag zur Geschichte des psychiatrischen Krankenhauswesens. Fortschr Neurol Psychiatr 49:121–127

5 Behandlungsmöglichkeiten bei nicht einwilligungsfähigen Patienten

N. Nedopil

Die Definition des Begriffes Einwilligungsfähigkeit und die Richtlinien, nach denen mit einwilligungsunfähigen Patienten zu verfahren ist, sind einem ständigen Wandel unterworfen. Derzeit neigt die Rechtsprechung zu einer eher großzügigen Auslegung der Autonomie des Patienten und einer Zurückdrängung des ärztlichen Paternalismus. Als Grundsatz gilt: Je komplexer ein medizinischer Eingriff ist, desto höhere Anforderungen sind an die Einwilligungsfähigkeit zu stellen; die Einwilligung ist jederzeit widerrufbar; besonders schwerwiegende Eingriffe dürfen auch bei Einwilligungsunfähigen nur dann vorgenommen werden, wenn sie sich nicht dagegen aussprechen. Wegen der Schwierigkeiten bei der juristisch sicheren Definition der Einwilligungsfähigkeit wurden mehrere Kataloge zur Feststellung ihres Fehlens erarbeitet. Wichtigste Kriterien sind die Einsicht des Patienten in seine Situation, das Verstehen der dargebotenen Information, die authentische Entscheidungsfähigkeit und ein gewisses Verständnis für die Konsequenzen. Insbesondere in der Gerontologie und in der Gerontopsychiatrie sei eine Klarstellung dieser noch allzu ambivalenten Definitionen für die Weiterentwicklung der Medizin von entscheidender Wichtigkeit.

5.1 Rechtliche Grundlagen

Bei der Frage nach der Einwilligungsfähigkeit und nach dem Umgang mit Patienten, welche diese Fähigkeit nicht haben, bewegen wir uns im Arztrecht. Dieses ist einer ständigen Wandlung unterworfen, so daß man stets erneut Änderungen berücksichtigen muß und Einzelfälle zu verschiedenen Zeiten von den Gerichten unterschiedlich beurteilt wurden. Die derzeitige Tendenz in der Rechtssprechung ist eine relativ großzügige Auslegung der Autonomie des Patienten und eine Zurückdrängung des ärztlichen Paternalismus. Das ärztliche „salus aegroti suprema lex" wird zum juristischen „voluntas aegroti suprema lex".

Bei näherer Betrachtung ist die Rechtslage allerdings extrem verwirrend und wird von Juristen auch kontrovers diskutiert (s. Ukena 1992; Helle 1993). Weder die Einwilligung, noch die Einwilligungsfähigkeit, noch die Einwilligungsunfähigkeit sind verbindlich definiert.

Übereinstimmung besteht in folgenden Punkten:
1. Ärztliche Eingriffe sind Körperverletzungen und somit prinzipiell strafbare Handlungen. Sie sind auch Eingriffe in das Persönlichkeitsrecht der Selbstbestimmung eines Menschen.

Tropon-Symposium, Bd. IX
Versorgungsstrukturen in der Psychiatrie
Hrsg. F. Reimer
© Springer-Verlag Berlin Heidelberg 1994

2. Ärztliche Eingriffe sind nur gerechtfertigt durch die Einwilligung des Betroffenen nach Aufklärung.
3. Die Einwilligung setzt voraus, daß der Betroffene einwilligungsfähig ist.

Soweit erscheint das ganze verständlich.

Was bedeutet es allerdings für den Arzt, wenn der Patient in eine ärztlicherseits notwendig erachtete Maßnahme nicht einwilligt? Er muß die Einwilligungsfähigkeit überprüfen, weil das Sozialstaatsprinzip und die ärztliche Ethik ihn verpflichten, einen schwächeren Kranken zu schützen, auch wenn dieser sein Schutzbedürfnis nicht einsehen kann. Würde er bei einem Einwilligungsunfähigen eine erforderliche Maßnahme nicht durchführen, könnte er der unterlassenen Hilfeleistung bezichtigt werden. Der Arzt befindet sich also in einem Konflikt. Er muß sich in jedem Einzelfall über die Einwilligungsfähigkeit des Patienten Rechenschaft ablegen und bei Zweifeln seine Entscheidung begründet dokumentieren.

Was ist die Einwilligungsfähigkeit und wie kann sie festgestellt werden?

Früher wurde Einwilligungsfähigkeit weitgehend mit Geschäftsfähigkeit gleich gesetzt. Durch Rechtssprechung, auch durch verschiedene Reichsgerichts- und Bundesgerichtshofsentscheidungen wird heute sehr wohl zwischen diesen beiden Begriffen unterschieden (Amelung 1992). Geschäftsunfähigkeit ist im § 104 BGB definiert. Die Geschäftsfähigkeit bezieht sich auf Rechtsgeschäfte und wird jedem Volljährigen zugebilligt. Sie ist entweder vorhanden oder nicht, sie ist nicht von der Komplexität eines Rechtsgeschäftes abhängig. Einwilligungsunfähigkeit wird in verschiedenen Gesetzen (Arzneimittelgesetz, Unterbringungsgesetze bzw. Gesetze über Hilfen und Schutzmaßnahmen bei psychischen Krankheiten (Psych KGs), Kastrationsgesetz, Transsexuellengesetz) unterschiedlich aufgefaßt und in der Rechtssprechung uneinheitlich ausgelegt. Dabei ist jedoch eine gewisse einheitliche Tendenz erkennbar (Amelung 1992; Helle 1993):

1. Je komplexer der Eingriff ist, in den eingewilligt werden soll, desto höher sind die Anforderungen, die an die Einwilligungsfähigkeit gestellt werden. Dies ist sehr leicht daran erkennbar, daß Minderjährige für gewisse Handlungen durchaus einwilligungsfähig sein können, z.B. 14jährige Jungen und 16jährige Mädchen können in heterosexuelle Handlungen einwilligen, 18jährige können in Arzneimittelversuche einwilligen und auch in die Sterilisation. In Kastration zur Dämpfung des Geschlechtstriebes können aber erst 25jährige einwilligen. In ärztliche Behandlungen, die keine gravierenden Eingriffe bedeuten und keine gravierenden Folgen nach sich ziehen, können auch schon 14jährige einwilligen.

2. Auch bei Erwachsenen gilt: Je schwerwiegender der Eingriff, je nachhaltiger die Folgen, desto höher sind die Anforderungen, die an die Einwilligungsfähigkeit des Patienten gestellt werden müssen. Hier findet sich ein deutlicher Unterschied zur Geschäftsfähigkeit.

3. Die Einwilligung ist widerrufbar. Während ein Rechtsgeschäft in aller Regel nicht rückgängig gemacht werden kann, kann eine Einwilligung widerrufen oder zurückgezogen werden.

4. Es gibt ein Vetorecht; das bedeutet, daß bestimmte Eingriffe auch bei Einwilligungsunfähigen nicht durchgeführt werden dürfen, wenn sie sich dagegen aussprechen. Dieses Vetorecht ist im Kastrationsgesetz festgeschrieben, es gilt für

die Sterilisation, für die Durchführung medizinischer Experimente, für Organspenden und für den Schwangerschaftsabbruch. Hier entscheidet nicht die Einwilligungsfähigkeit, sondern der natürliche Wille eines Menschen, der eigentlich jedem Menschen ab seiner Geburt zugebilligt wird, da es hier auf Urteilsvermögen und Verstandesreife nicht ankommt (Amelung 1992). Auch ein Betreuer, auch Eltern können sich in den genannten Fällen nicht über den natürlichen Willen der ihnen anvertrauten Kinder oder Betreuten hinwegsetzen.

Welche Voraussetzungen müssen erfüllt sein, um jemand als einwilligungsfähig zu bezeichnen? Um diese Frage zu beantworten, kann man in Anlehnung an Amelung (1992) folgende Überlegungen anstellen:

1. Einwilligung bedeutet die Zustimmung zu einem persönlichen Opfer. Der Einwilligende opfert aus juristischer Sicht ein Rechtsgut, aus medizinischer Sicht stimmt er einer möglichen Beschädigung seines Körpers zu. Dieses Opfer wird erbracht, um einem Nachteil zu entgehen oder einen Vorteil zu erhalten. Der Einwilligende muß also entscheiden, ob der erhoffte Vorteil das Opfer wert ist. Daraus folgt, daß er ein subjektives Wertsystem besitzen muß, anhand dessen er solche Entscheidungen vornimmt. Er muß somit eine Fähigkeit zur autonomen Wertung besitzen, und er muß entsprechende Wahlmöglichkeiten nutzen können.
2. Einwilligung bedeutet auch eine prognostische Entscheidung: Der Einwilligende muß die Frage beantworten: Welcher Eingriff wird in der Zukunft Vorteile bringen oder Nachteile verhindern? Er muß somit entweder über die Informationen verfügen, die derartige prognostische Entscheidungen ermöglichen, oder er muß der Aufklärung über Tatsachen, die für seine Entscheidung erforderlich sind, folgen können. Darüberhinaus muß er eine Vorstellung über Kausalzusammenhänge entwickeln können: Er muß wissen, welche Folgen welche Eingriffe oder deren Unterlassen nach sich ziehen.
3. Letztendlich muß der Einwilligende jene Alternative wählen können, von der er sich den meisten Nutzen verspricht. Er muß somit die Alternativen erkennen können und einen subjektiven Wertmaßstab für die darin enthaltende Konfliktlösungsstrategie besitzen.

Diese drei Voraussetzungen sind nicht nur die Grundbedingungen für eine vernünftige, autonome Einwilligung eines Patienten in eine Behandlung, sie sind auch von großer Bedeutung für jeden Arzt, der im Notfall handeln muß, ohne den Patienten fragen zu können. Er beruft sich auf die mutmaßliche Einwilligung des Patienten und muß dabei auch die subjektiven Wertmaßstäbe des Betroffenen berücksichtigen, nicht etwa nur seine eigenen.

5.2 Konzepte der Einwilligungsunfähigkeit

5.2.1 Psychopathologische Phänomene

Bei psychischen Störungen kann jede dieser drei Voraussetzungen gestört sein:
1. Die Fähigkeit zur autonomen Wertung kann gestört sein
   – bei einem Wahn, wenn die Einwilligung mit den Wahninhalten kollidiert;

- bei Depressiven, wenn beispielsweise eine nihilistische Gedankeneinengung oder ein Todeswunsch die Wertung verzerrt;
- bei Jugendlichen, die sich aus Liebeskummer suizidieren wollen;
- bei Manischen, wenn etwa Euphorie und Selbstüberschätzung zu einer Veränderung des persönlichen Wertgefüges führen und auch
- bei Süchtigen, wenn der Suchtmittelerwerb und die Suchtmittelzufuhr Vorrang vor allen anderen Werten erhält.

2. Die Fähigkeit zum Erkennen von Tatsachen und Kausalverläufen kann beeinträchtigt sein
   - bei Debilität und Demenz, wenn die intellektuellen Fähigkeiten nicht ausreichen, sinnvolle Schlüsse aus objektiven Vorgaben zu ziehen;
   - bei Wahnkranken, wenn es zu einer Beeinträchtigung der Schlußfolgerungen durch überwertige Ideen oder Wahninhalte kommt, oder auch
   - bei Depressiven, wenn nihilistische Ideen das Schlußfolgern beeinträchtigen.

3. Die Fähigkeit zur Konfliktlösung aufgrund einer persönlichen Wertung kann gestört sein
   - bei psychotischer Ambivalenz,
   - beim Stupor,
   - bei Erregungszuständen,
   - bei Demenz oder
   - beim Wahn.

5.2.2 Definition der Einwilligungsunfähigkeit

Aufgrund dieser Überlegungen kommt Amelung (1992) zur Definition Einwilligungsunfähigkeit. Er schreibt:

1. Einwilligungsunfähig ist, wer wegen Minderjährigkeit, geistiger Behinderung oder geistiger Erkrankung nicht erfassen kann,
   a) welchen Wert oder welchen Rang die von der Einwilligungsentscheidung berührten Güter und Interessen für ihn haben oder
   b) welche Folgen oder Risiken sich aus der Einwilligungsentscheidung ergeben oder
   c) welche Mittel es zur Erreichung der mit der Einwilligung erstrebten Ziele gibt, die ihn weniger belasten.
2. Das gleiche gilt, wenn der Minderjährige, geistig Behinderte oder geistig Erkrankte zwar die erforderliche Einsicht hat, aber nicht in der Lage ist, sich nach ihr zu bestimmen.

Ich würde hinzufügen: Auch der Bewußtlose ist einwilligungsunfähig.

Aus der Definition geht das in der forensischen Psychiatrie bekannte und im Umgang mit Rechtsfragen fast ubiquitäre zweistufige Konzept bei der Beantwortung von Gutachtensfragen hervor (Nedopil 1992a). Zunächst muß eine Krankheit oder Störung erkannt und benannt werden. Dann muß deren Auswirkung auf die betreffende Rechtsfrage geprüft werden.

Helmchen (1986a) hat darauf hingewiesen, daß es zwei Modelle zur Beurteilung der Einwilligungsfähigkeit gibt, ein objektives und ein subjektives. In dem objektiven Modell wird die Entscheidung des Patienten in der Einwilligungssituation mit jener eines vernünftigen Menschen verglichen, ohne nach den Beweggründen zu fragen, die zur Entscheidung führten. Von juristischer Seite und wohl auch von den meisten Psychiatern wird dieses Modell eher kritisch gesehen, zumindestens dann, wenn aufgrund einer psychischen Störung Zweifel an der Einwilligungsfähigkeit bestehen. Das subjektive Einwilligungsmodell orientiert sich vorwiegend an der individuellen Störung des Einzelnen und an den Auswirkungen dieser Störungen auf die zu treffende Entscheidung.

5.2.3 Kriterien der Einwilligungsunfähigkeit

Von Helmchen (1986a) wurde ein Kriterienkatalog zur Beurteilung der Einwilligungsfähigkeit vorgelegt, der sich weitgehend an Entwicklungen der Kanadischen Psychiatrischen Vereinigung anlehnt. Einwilligungsunfähigkeit müßte demnach dann angenommen werden,

1. wenn der Patient sich so verhält, als könne er eine Wahlmöglichkeit nicht nutzen;
2. wenn der Patient die gegebenen Informationen nicht wirklich versteht;
3. wenn der Patient die verstandenen Informationen für eine realitätsbezogene, vernünftige und angemessene Entscheidung nicht nutzen kann;
4. wenn der Patient keine wirkliche Einsicht in die Natur seiner Situation und seiner Krankheit hat;
5. wenn der Patient sich nicht authentisch entscheiden kann, d.h. nicht mehr in Übereinstimmung mit seinen eigenen charaktergebundenen Werten, Zielen und Haltungen entscheidet.

Die Nähe dieser Kriterien mit den aus juristischen Überlegungen gewonnenen Beurteilungskriterien ist evident. Die Störungen, die als Voraussetzung für eine solche Beeinträchtigung angesehen werden, wurden bereits dort aufgeführt.

Von Neubauer (1993) wurde ein weiterer Kriterienkatalog zitiert, welcher von Bruder (1989) vorgeschlagen wurde. Er umfaßt folgende Punkte:

1. daß die Willensentscheidung des Patienten von einer gewissen Dauer bzw. Beständigkeit sein muß,
2. daß dem Patienten ein Entscheidungsspielraum gegeben ist,
3. daß er ein gewisses Maß an Verständnis für die Konsequenzen der Entscheidung hat,
4. daß seine Willensentscheidung im Rahmen seiner Persönlichkeit gesehen werden kann und Stimmigkeit aufzuweisen hat,
5. daß die Willensentscheidung vernünftig und realitätsangemessen ist und eine gewisse soziale Konformität hat,
6. daß die Ergebnisse des Denkens sprachlich ausgedrückt werden können,
7. daß die Willensentscheidung begründbar sein muß, also verteidigt werden kann, und
8. daß die Willensentscheidung Ansätze zur Umsetzung bieten muß.

Neubauer (1993) selber versuchte aus diesen Vorgaben eine Checkliste abzuleiten, bei der jeder Punkt mit Ja oder Nein beantwortet werden muß. Sie umfaßt folgende Punkte:

1. Der Patient leidet
   - an einer psychiatrischen Erkrankung;
   - an einer organischen, einschließlich symptomatischen, psychischen Störung;
   - an einer psychischen Verhaltensstörung durch psychotrope Substanzen;
   - an einer affektiven Störung, die so schwer ist, daß er jede Behandlung ablehnt;
   - an einer Schizophrenie, schizotypen oder wahnhaften Störung;
   - an einer schweren oder schwersten Intelligenzminderung.
2. Der Patient verhält sich so, als könne er eine Wahlmöglichkeit nicht nutzen.
3. Der Patient versteht die gegebenen Informationen nicht in vollem Umfang wirklich.
4. Der Patient kann wegen der Erkrankung die verstandene Information für eine realitätsbezogene, vernünftige und angemessene Entscheidung nicht nutzen.
5. Der Patient hat keine wirkliche Einsicht in die Natur seiner Situation und seine Krankheit.
6. Die geplante Behandlungsmaßnahme erfordert ein überdurchschnittliches Maß an Verständnis.

Nach dieser Tabelle würden Einwilligungsunfähigkeit umso eher vorliegen, je mehr Kriterien auf der Liste bejaht würden. Eine solche Checkliste wurde angeregt, um empirische Daten zur Frage der Einwilligungsfähigkeit zu sammeln. Für Forschungszwecke mag eine solche Checkliste auch eine gewisse Grundlage bieten. In der Praxis besteht jedoch die Gefahr, daß durch die Anwendung einer Checkliste die individuelle Auseinandersetzung mit dem Einzelfall und das pflichtgemäße Abwägen vernachlässigt werden könnte. Die freie Formulierung einer Begründung der Einwilligungsunfähigkeit ist demgegenüber Anlaß zur Reflektion über die individuelle Situation des Patienten.

5.2.4 Aufklärung

Einwilligungsunfähigkeit setzt – wie wiederholt dargelegt – voraus, daß der Patient entweder über die Informationen, die für seine Einwilligungsentscheidung erforderlich sind, verfügt oder daß er sie durch die ärztliche Aufklärung erhält. Aufklärung heißt, daß der Arzt dem Patienten die wesentlichen Aspekte des Eingriffs, d.h.

1. das Vorgehen bei Diagnostik und Therapie,
2. die Folgen einer Behandlung samt den Folgen von Behandlungsalternativen,
3. die Risiken der Behandlung und
4. die Folgen einer Nichtbehandlung

verständlich erklärt, so daß der Proband diese Informationen als Grundlage für seine eigene Entscheidung verwenden kann. Mehr Prozesse werden heutzutage aufgrund einer nicht vorhandenen Aufklärung als aufgrund eines wirklichen Behandlungsfehlers geführt. Der Vorwurf der mangelnden Aufklärung kehrt auch die Beweislast um

(s. Ehlers 1987). Während derjenige, der einen Behandlungsfehler behauptet, diesen auch beweisen muß, hat bei dem Vorwurf der unzureichenden Aufklärung der Arzt zu beweisen, daß er dieser Pflicht Genüge getan hat.

5.2.5 Probleme bei der praktischen Anwendung

Idealerweise wird erwartet, daß der Patient ein gleichberechtigter Partner des Arztes ist, der selbstverantwortlich über die Art der Diagnostik und Therapie mit dem Arzt verhandelt, mit ihm zu einer gemeinsamen Entscheidung kommt und Mitverantwortung für die Therapie trägt. Dies bedeutet jedoch nicht, daß der Arzt nur Handlanger des Patienten ist, vielmehr hat er sich an den Regeln der ärztlichen Kunst und an seinen subjektiven Werten zu orientieren. Ansinnen des Patienten, die gegen diese Orientierung verstoßen, darf er nicht erfüllen; ggf. kann er sogar strafrechtlich zur Rechenschaft gezogen werden, wenn er auf Wunsch des Patienten gegen die ärztliche Kunst verstößt (Ukena 1992).

Nun scheint Aufklärung und Beurteilung von Einwilligungsfähigkeit ein sehr komplexes und zeitaufwendiges Vorgehen zu sein, welches nicht nur den Arzt überfordert, sondern auch bei vielen Patienten die Grenze der Belastungsfähigkeit überschreiten würde. Noch 1989 hat Luderer festgestellt, daß sich ein Großteil der Psychiater scheuen, Patienten über unangenehme Diagnosen aufzuklären.

In aller Regel wird man davon ausgehen können, daß die Zustimmung eines aufgeklärten Patienten, bei dem psychotische oder dementielle Symptome nicht erkennbar sind, einer rechtskräftigen Einwilligung entspricht. Hier stimmen die subjektiven Wertentscheidungen des Patienten mit den sachlich vernünftigen überein, so daß Zweifel an der Einwilligungsfähigkeit nicht aufkommen. Andererseits ist die Ablehnung einer Behandlung allein noch kein Zeichen für Einwilligungsunfähigkeit, kann aber ein erstes Indiz sein, die Einwilligungsfähigkeit zu prüfen.

Auch Psychosen, Oligophrenien oder Demenzen schließen die Einwilligungsfähigkeit nicht aus – nicht einmal dann, wenn eine Betreuung mit dem Aufgabenkreis der Gesundheitsfürsorge eingerichtet ist. Bei derartigen Patienten muß jedoch die Einwilligungsfähigkeit in jedem Einzelfall geprüft und dokumentiert werden. Eine Begutachtung oder die Hinzuziehung eines unabhängigen Arztes, wie Schünemann dies 1981 empfohlen hat, ist jedoch in keinem Fall erforderlich (Kern 1993), wenngleich es zur Absicherung im konkreten Einzelfall hilfreich sein mag. Beachtet werden sollte dabei aber auch die Frage, ob durch die Hinzuziehung eines weiteren Kollegen nicht das Vertrauensverhältnis des Patienten gestört wird.

Ob ein Arzt eventuell vorübergehend bei diesen Patienten gegen deren Zustimmung eine Behandlung durchführen darf, weil er die Behandlung für einen geringeren Eingriff hält als die Einrichtung einer Betreuung, ist eine schwierige Frage. Derartige paternalistische Lösungen im Sinne des wohlverstandenen „besten Interesses" des Patienten sind in der Praxis relativ häufig. Nach der Rechtslage sind sie nur in Notfällen möglich. Stimmt der Patient, wenn er – etwa durch die Behandlung – einwilligungsfähig geworden ist, einer solchen Behandlung nachträglich zu, so erscheint sie im Nachhinein gerechtfertigt, rechtliche Konsequenzen können sich dann für den Arzt nicht mehr ergeben. Die Einholung einer richterlichen Zustimmung oder einer Betreuung ist jedenfalls nicht mehr erforderlich (Kern 1993).

Was aber Notfälle sind, muß letztendlich der Arzt vor Ort entscheiden. Auch hier versucht die Rechtssprechung in Abkehr von paternalistischen Ideen den Entscheidungsspielraum der Ärzte zu begrenzen (Bay. OLG BReg. 3 3Z23/90 in R&P 8, 1990, S. 133–136; Nedopil 1992b). Die Behandlung darf in Notfällen nur zur Beseitigung eines Notstandes dienen. Eine Langzeittherapie oder gar die Einleitung einer medikamentösen Prophylaxe kann mit Sicherheit nicht als Notfallbehandlung verstanden werden.

5.3 Vorgehen bei fehlender Einwilligungsfähigkeit

Hier sind wir bereits bei den wesentlichen Konsequenzen, die sich aus der Einwilligungsunfähigkeit eines Patienten ergeben. Es ist zunächst einmal zu unterscheiden, ob es sich um eine vorübergehende Störung handelt, die keinen Aufschub der Behandlung duldet, aber eine Willensäußerung des Patienten nicht möglich macht. Beispiele für derartige Störungen wären die Bewußtlosigkeit, ein hirnorganisches Durchgangssyndrom, ein Delir, ein psychotischer Erregungszustand oder ein katatoner Stupor. Der Arzt hat dann im Sinne einer Geschäftsführung ohne Auftrag die Behandlung nach dem mutmaßlichen Willen des Patienten in seinem besten Interesse durchzuführen, bis der Notfall beseitigt ist.

5.3.1 Betreuungsrecht

Im Falle einer längerdauernder Störung, z.B. einem Koma, einer Psychose, einer Demenz, die mit Einwilligungsunfähigkeit verbunden ist, muß ein Betreuer bestellt werden, sofern die Voraussetzungen des § 1896 BGB erfüllt sind. Auch hier sind unterschiedliche Vorgehensmöglichkeiten in Abhängigkeit von der medizinischen Dringlichkeit zu wählen. Wenn Gefahr in Verzug ist, ist eine solche Betreuerbestellung ohne größere Formalitäten und ohne Anhörung des Betroffenen durch das Gericht möglich, das Gericht wird eine einstweilige Anordnung treffen, wird auch ggf. die Aufgaben eines Betreuers solange übernehmen, bis dieser bestellt ist (§ 1846 BGB). Für dieses Vorgehen müssen allerdings die Voraussetzungen der Betreuung vorliegen (§ 1896 BGB), d.h., der Patient muß entweder psychisch krank oder geistig oder seelisch behindert sein und die Betreuung darf nur zu seinem Schutz eingerichtet werden. Der Patient, der in seiner Krankheit Andere gefährdet, kann allein deswegen eine Betreuung nicht erhalten. Bei ihm ist ein Eingreifen ausschließlich nach den Unterbringungsgesetzen oder Psych KGs möglich. Dies allerdings auch nur dann, wenn die Gefahr unmittelbar zu erkennen ist. Patienten, die lediglich lästig sind, können auch mit diesen Gesetzen nicht direkt erreicht werden.

Ist die Behandlung aufschiebbar, so ist eine Betreuerbestellung im Normalverfahren durchzuführen. Dabei kann es jedoch erhebliche Unsicherheiten bei dem behandelnden Arzt geben. Er steht nämlich in Konflikt mit seiner Schweigepflicht, wenn er Informationen aus der Behandlung preisgeben muß, um das Gericht zur Errichtung einer Betreuung zu bewegen. Somit kann er lediglich drei Wege beschreiten, um eine Betreuung zu erreichen: Er kann den Patienten selber aufklären, beraten und bewegen, eine Betreuung zu beantragen. Er kann auf die Angehörigen einwirken, daß diese eine Betreuung beantragen und er kann bei Gericht eine Betreuung anregen, ohne Informationen, die der Schweigepflicht unterliegen, preiszugeben. Eine Hinweispflicht des Arztes gegenüber dem Gericht gibt es nicht, es sei denn, daß von dem Patienten eine unmittelbare Gefahr für das Leben eines Anderen ausgeht (Kern 1993).

Nach dem mit 1.1.1992 in Kraft getretenen Betreuungsgesetz können die Aufgaben des Betreuers weit, aber auch sehr eng gefaßt werden. Es können auf der einen Seite alle Angelegenheiten des Patienten durch den Betreuer zu regeln sein, auf der anderen Seite kann sich die Betreuung ausschließlich auf die Zuführung zu einer ganz bestimmten Therapie beschränken. Der behandelnde Arzt, mehr noch aber der Gutachter (Konrad 1992), muß sich also bei der Errichtung einer Betreuung kundig machen, welche Aufgaben von dem Betreuer übernommen werden sollen. Dabei hat die Praxis gezeigt, daß es sinnvoll ist, die Bereiche eher pauschal zu benennen und ggf. Ausnahmen von dieser pauschalen Aufgabenstellung festzuschreiben, als lediglich ganz spezifische Aufgaben der Betreuung zu unterstellen (Röchling 1993).

Auch wenn ein Patient einen Betreuer hat, dessen Aufgabe die Gesundheitsfürsorge für den Patienten ist, kann der Patient einwilligungsfähig sein. In diesem Fall kommt es allein auf seinen Willen an. Es ist dann aber unbedingt zu dokumentieren, ob und wie die Einwilligungsfähigkeit geprüft wurde und für welche Bereiche sie besteht. Sollten sich Zweifel oder Widersprüchlichkeiten ergeben, erscheint es sinnvoll, sowohl Patienten wie Betreuer in einen ärztlichen Eingriff einwilligen zu lassen. Die Aufklärungspflicht des Arztes besteht bei einwilligungsunfähigen Patienten immer gegenüber beiden, Patient und Betreuer. Die Aufklärung beider muß auch in der Krankengeschichte dokumentiert werden.

5.3.2 *Vormundschaftsrichterliche Zustimmung*

Allerdings gibt es eine Reihe von Behandlungen, in die ein Betreuer nicht alleine einwilligen darf, sondern die Genehmigung des Vormundschaftsgerichtes einholen muß. Behandlungen, bei denen die Gefahr besteht, „daß der Patient stirbt oder einen schweren oder längerdauernden körperlichen Schaden erleidet" (1904 BGB) bedürfen bei einwilligungsunfähigen Patienten grundsätzlich der Genehmigung des Vormundschaftsgerichtes. Sie ist unter folgenden Voraussetzungen immer erforderlich:

1. Der Patient ist nicht einwilligungsfähig.
2. Es handelt sich nicht um einen Notfall.
3. Die Behandlung birgt das Risiko, an ihr zu sterben oder einen schweren und langdauernden Schaden zu erleiden.

Eine Sterilisation darf ohne Zustimmung auch des einwilligungsunfähigen Patienten nicht durchgeführt werden (Vetorecht).

Derzeit wird in der juristischen Literatur darüber gestritten, bei welchen Behandlungen es sich um solche handelt, die eine Gefahr für Leib oder Leben mit sich bringen und somit der vormundschaftsrichterlichen Genehmigung bedürfen und bei welchen nicht. Während sich Juristen offensichtlich Kataloge von Behandlungsmaßnahmen wünschen, die als gefährlich einzustufen sind (Schreiber 1991), muß aus medizinischer Sicht darauf hingewiesen werden, daß es auch hier auf den Einzelfall ankommt und manche Behandlungen für den einen Patienten ungefährlich, für den anderen aber lebensgefährlich sein können (Nedopil 1993). Auch was ein längerdauernder Schaden ist, erscheint noch nicht ausreichend geklärt. Auf jeden Fall wird man davon ausgehen müssen, daß Schäden, die länger als ein Jahr dauern werden, als längerdauernd einzustufen sind (Röchling 1993). Auf dem psychiatrischen Sachgebiet muß nach der Rechtssprechung wohl dann eine vormundschaftsrichterliche Genehmigung eingeholt werden, wenn Langzeitbehandlungen über die Dauer der ursprünglichen Erkrankung hinaus fortgeführt werden sollen. Dies dürfte sowohl für eine Lithiumtherapie wie auch für die Langzeitbehandlungen mit Neuroleptika (s. auch LG Berlin 83 T 423.426/92 R&P 1993, S. 39) und Antikonvulsiva der Fall sein. Die bisherige Rechtssprechung hat auch eine Behandlung mit Clozapin als besonders risikoreich angesehen, so daß auch eine längerfristige Behandlung mit diesem Medikament von den Vormundschaftsrichtern genehmigt werden müßte (Nedopil 1992c). Zu den genehmigungspflichtigen Behandlungsformen in der Psychiatrie wird wohl auch die Elektrokrampftherapie gehören, weil über diese Behandlung eine unbefangene Diskussion mit Laien kaum möglich ist und man gewärtig sein müßte, daß sie von Gerichten als besonders gefährlich angesehen würde.

Eine Genehmigungspflicht ist allerdings dann nicht erforderlich, wenn es sich um einen Notfall handelt. Hier gilt das bereits Gesagte über Notfälle. Bei gravierenden Eingriffen in Notfällen ist jedoch das Gericht zu informieren. Der Sachverhalt und die getroffenen Entscheidungen sind sorgfältig und begründet zu dokumentieren. Der einwilligungsunfähige Patient hat nämlich das Recht, die ärztliche Entscheidung gerichtlich nachprüfen zu lassen. Eine solche Nachprüfung muß aber mißlingen, wenn der Sachverhalt, die entscheidungserheblichen Überlegungen und die Entscheidungen nicht dokumentiert worden sind. Ein solches Versäumnis geht immer zu Lasten des Arztes.

Ein erwachsener, einwilligungsunfähiger Patient kann demnach dann ärztlich behandelt werden, wenn es sich um einen Notfall handelt oder wenn ein Betreuer ggf. nach Zustimmung des Gerichtes in die Behandlung einwilligt.

5.3.3 Unterbringung nach Landesrecht

Es gibt allerdings noch eine dritte rechtliche Möglichkeit, einwilligungsunfähige Erwachsene zu behandeln. Die Unterbringungsgesetzte, die Psych KGs und die Maßregelvollzugsgesetze der Bundesländer mit Ausnahme von Bremen und Nordrhein-Westfalen sehen eine Behandlung auch gegen den Willen des Patienten vor, wenn dies aus ärztlicher Sicht erforderlich ist, um eine Gefahr abzuwenden. Im Rahmen dieser Gesetze kann die Behandlung auch über den unmittelbaren Notfall hinaus erfolgen; eine Langzeitbehandlung ist dennoch nicht gegen den Willen des Patienten möglich. Bei den in diesem Rahmen Untergebrachten ist eine notwendige Behandlung auch von jenen Patienten zu dulden, die einwilligungsfähig sind und eine derartige Therapie ablehnen (Helle 1993).

5.4 Zusammenfassung

Die Behandlung eines Patienten setzt dessen Einwilligung voraus. Ein Patient, der zu einer solchen Einwilligung nicht fähig ist, darf nur dann behandelt werden, wenn es sich um einen akuten Notfall handelt, der eine umgehende Behandlung erforderlich macht; die Behandlung hat nur der Beseitigung des Notstandes zu dienen. In diesem Fall handelt der Arzt im Sinne einer Geschäftsführung ohne Auftrag und hat sich nach dem mutmaßlichen Willen des Patienten zu richten.

Bei längerdauernder Einwilligungsunfähigkeit ist eine Betreuung einzurichten, bei der der Betreuer den Aufgabenbereich Gesundheitsfürsorge übernimmt. Er muß dann in Behandlungen nach Aufklärung einwilligen und ggf. die Zustimmung des Vormundschaftsgerichts für eine Behandlung einholen, die das Risiko zu sterben oder das Risiko einer gefährlichen und langdauernden Gesundheitsbeeinträchtigung birgt. Die Aufklärung des Patienten ist auch dann immer erforderlich.

Patienten, die nach den Unterbringungsgesetzen oder im Maßregelvollzug untergebracht sind, haben eine Behandlung unabhängig von ihrer Einwilligungsfähigkeit zu dulden, wenn durch diese Behandlung ein Notfall oder ein drohendes Risiko beseitigt wird.

Die Schwierigkeiten, die sich aus den entsprechenden Gesetzen und aus der Rechtssprechung für spezielle Fragestellungen ergeben, wie z.B. für die Therapieforschung oder für die Erforschung von Krankheiten, die selber die Einwilligungsfähigkeit aufheben (z.B. Alzheimer Demenz), konnten hier nicht dargestellt werden. Auf die Publikationen (Helmchen 1986a, b; Helmchen et al. 1989) sei in diesem Zusammenhang besonders hingewiesen. Die Lösung dieser Schwierigkeiten haben aber für die Weiterentwicklung der Medizin, insbesondere der Gerontologie und der Gerontopsychiatrie in unserem Land, entscheidende Bedeutung. Die Rechtslage unterscheidet sich hier wesentlich von anderen Ländern, in denen beispielsweise schriftliche Einwilligungen von dem Eintritt der Einwilligungsunfähigkeit auch später noch Gültigkeit haben. In Deutschland ist eine solche antizipierende Einwilligung umstritten (Uhlenbruck 1992). Sie sollte jedoch von dem behandelnden Arzt im Notfall bei der Geschäftsführung ohne Auftrag berücksichtigt werden.

Literatur

Amelung K (1992) Über die Einwilligungsfähigkeit. (Teil I) ZStW 104:525–558
Amelung K (1992) Über die Einwilligungsfähigkeit. (Teil 2) ZStW 104:821–833
Bruder J (1989) Vortragsmanuskript v. 11.5.1989 bei der Jahrestagung der Vereing. f. Familienrecht e.V., zit. in Neubauer, 1993
Ehlers APF (1987) Die ärztliche Aufklärung vor medizinischen Eingriffen. Carl Heymanns, Köln Berlin Bonn München
Helle J (1993) Patienteneinwilligung und Zwang bei der Heilbehandlung untergebrachter psychisch Kranker. MedR II:134–139
Helmchen H (1986a) Ethische Fragen in der Psychiatrie. In: Kisker KP (Hrsg) Psychiatrie der Gegenwart 2, 3. Aufl. Springer, Berlin Heidelberg New York, S 309–368
Helmchen H (1986b) Einwilligung des psychisch Kranken. In: Müller C (Hrsg) Lexikon der Psychiatrie, 2. Aufl. Springer, Berlin Heidelberg New York, S 221–224
Helmchen H, Kanowski S, Koch H-G (1989) Forschung mit dementen Kranken: Forschungsbedarf und Einwilligungsproblematik. Ethik Med 1:83–98

Kern BR (1993) Arzt und Betreuungsrecht. MedR II:245–251
Konrad N (1992) Aufgaben des psychowissenschaftlichen Sachverständigen im neuen Betreuungs-
    recht. Recht und Psychiatrie 10:2–9
Luderer HJ (1989) Aufklärung und Information in der Psychiatrie. Fortschr Neurol Psychiatr
    57:305–317
Nedopil N (1992a) Besonderheiten der psychiatrischen Begutachtung – Forensische Psychiatrie. In:
    Fritze E (Hrsg) Die ärztliche Begutachtung. Steinkopf, Darmstadt, S 683–691
Nedopil N (1992b) Behandlung zivilrechtlich untergebrachter psychiatrischer Patienten. Kranken-
    hauspsychiatrie 2:91–92
Nedopil N (1992c) Exkurs: Das neue Betreuungsgesetz und seine Auswirkungen auf die Therapie
    mit Psychopharmaka. In: Riederer P, Laux G, Pöldinger W (Hrsg) Neuropsychopharmaka, Bd 1.
    Springer, Wien, S 218–220
Nedopil N (1993) Die medikamentöse Versorgung als Heilbehandlung gem. Paragr. 1904 BGB.
    Erwiderung auf einen Beitrag von Schreiber (1991). FamRZ 24–26
Neubauer H (1993) Kriterien für die Beurteilung der Einwilligungsfähigkeit bei psychisch Kranken.
    Psychiatr Praxis 20:166–171
Röchling W (1993) Aufhebung der Entmündigung. DÄ 90:1600–1604
Schreiber LH (1991) Die medikamentöse Versorgung als Heilbehandlung gem. Paragr. 1904 BGB.
    FamRZ 1014–1021
Schünemann H (1981) Einwilligung und Aufklärung von psychisch Kranken. VersR 13:306–310
Uhlenbruck W (1992) Vorabeinwilligung und Stellvertretung bei der Einwilligung in einen Heilein-
    griff. MedR 10:134–141
Ukena G (1992) Aufklärung und Einwilligung beim ärztlichen Heileingriff an untergebrachten Pati-
    enten. MedR 10:202–205

Diskussion der Vorträge 4 und 5

von Dr. M. Lanczik und Prof. Dr. N. Nedopil

Prof. Dr. H. J. Bochnik

Ein Kommentar: Die Aufklärungsfähigkeit des Patienten spielt bei der Einwilligung nur die halbe Rolle, die andere Hälfte ist sein Vertrauen zum Arzt. Hat er Vertrauen zum Arzt, dann willigt er in die Behandlung ein, auch wenn er nichts von seinen Erklärungen verstanden hat. Hieraus können sich später Klagen wegen Aufklärungsmangel ergeben, wobei die Beweislast auf seiten des Arztes liegt. Die Frage der Vertrauenswürdigkeit des Arztes ist aber meiner Ansicht nach ein zentraler Gesichtspunkt. Die Aufklärungsfähigkeit des Patienten wird nämlich in praxi zu einem großen Teil durch Vertrauen substituiert, einfach weil der Patient die Erklärungen des Arztes häufig nicht wirklich versteht.

Und eine Frage: Nach der zur Zeit geltenden Rechtslage kann man einen einwilligungsunfähigen Patienten nicht in klinische Studien einbeziehen, es sei denn, die Prüfmedikation ist zu seinem Wohl. In diesem Falle darf der Betreuer zustimmen, nur er allein. Für einen anderen Zweck, wie etwa einem potentiellen Nutzen für zukünftige Patienten, darf er nicht zustimmen. Hier fragt sich, ob im Grunde nicht eine Rechtsentwicklung nötig ist, die dem Aufopferungsanspruch entspricht, der aus der Funktion des Sozialstaates hervorgeht: daß nämlich jeder bestimmte Lasten des anderen, der in seiner Gemeinschaft lebt, mitzutragen hat. Schließlich leben die Patienten von heute durch die Erkenntnisse aus den Fehlern, die wir gestern gemacht haben.

Prof. Dr. N. Nedopil

Im letzten Punkt stimme ich Ihnen völlig zu. Ein rigider Richter würde nicht einmal zugestehen, daß der Betreuer in einen Arzneimittelversuch zum Wohle des Patienten einwilligen darf. Denn ob das zu prüfende Mittel dem Patienten hilft oder nicht, steht noch gar nicht fest zu Beginn des Versuchs. Eine vorweggenommene Einwilligung aber, ein sog. „Patiententestament", etwa eines Alzheimer-Patienten, der noch nicht so dement ist, daß er nicht mehr einwilligen kann, ist – anders als in England, Schweden oder Holland – nach geltendem deutschem Recht nicht möglich.

Dr. Müller

In den USA gab es eine zeitlang einige Prozesse wegen Nichtaufklärung von Patienten über das Risiko von Spätdyskinesien bei langdauernder Neuroleptikabehandlung. Gab es derartige Prozesse auch schon in der Bundesrepublik, und wenn ja, wie sind sie ausgegangen?

Prof. Dr. N. Nedopil

Ja, es gibt solche Prozesse, auch solche, die von den behandelnden Ärzten verloren wurden wegen unzureichender Aufklärung bei neuroleptischer Langzeitbehandlung und vorbestehender Hirnschädigung. Das Vehikel der Prozeßführung ist zwar die fehlende Aufklärung, aber im Grunde bestrafen die Gerichte dann, wenn sie einen Behandlungsfehler sehen. Die fehlende Aufklärung allein würde nach derzeitiger Rechtsprechung in der Regel nicht zu einer Bestrafung führen.

N.N.

Ich hatte neulich einen Patienten, der mir ein psychiatrisches Testament gab, vorbeugend für den Fall, daß er bei uns aufgenommen werden würde. Sein Notar hatte ihm bescheinigt, daß er es im Zustand der Geschäftsfähigkeit unterschrieben hatte. In diesem Testament hat er mir praktisch alle üblichen Neuroleptika verboten. Inwieweit bin ich an dieses Testament gebunden?

Prof. Dr. N. Nedopil

Nach heutiger Rechtsprechung ist ein solches Patiententestament nicht bindend, weil sich der Patient im Zustand einer späteren Erkrankung möglicherweise anders entscheiden würde – was er aber dann nicht mehr kann – als zu dem Zeitpunkt, zu dem er das Testament unterschrieb. In Ihrem Fall kommt hinzu, daß ein Notar die Geschäftsfähigkeit nicht bescheinigen kann, denn dazu bedarf es im Zweifelsfalle einer psychiatrischen Untersuchung. Grundsätzlich wird sie ja unterstellt.

Priv.-Doz. Dr. J. Fritze

Stellen wir uns folgenden Fall vor: Ein Patient ist wegen Wahnerkrankung mit Stimmenhören nicht einwilligungsfähig, stimmt aber einer Clozapinbehandlung zu. Dazu brauche man, wie Sie sagten, die Zustimmung des Vormundschaftsgerichts, die frühestens nach 24 Stunden vorliegt, wenn das Gericht schnell ist. In der Zwischenzeit fügt aber dieser Patient sich oder anderen Personen einen Schaden zu. Wer ist dann verantwortlich?

Prof. Dr. N. Nedopil

Erstens handelt es sich hier eindeutig um einen Notfall, weil bei einem akut psychotisch Kranken immer die Gefahr eines Schadens zu befürchten ist. Und wenn nach Ihrer Einschätzung ein Notfall vorliegt, dann müssen Sie behandeln, nicht aber unbedingt mit Clozapin.

Zweitens schließt eine akute Psychose die Einwilligungsfähigkeit nicht prinzipiell aus. Wenn der Patient beispielsweise erklärt, daß er bereits verschiedene Neuroleptika kennt und aus dieser Erfahrung heraus jetzt beispielsweise Clozapin haben möchte, dann ist er einwilligungsfähig. Es kommt wesentlich darauf an, daß er die Behandlungsalternativen verstanden hat und sich danach entscheidet. In diesem Fall braucht man nicht einmal die Zustimmung des Betreuers einzuholen. Eine Einwilligungsunfähigkeit besteht nur dann, wenn der Wahn mit der Behandlung interferiert.

N.N.

Warum ist die notfallmäßige Lithiumbehandlung zustimmungspflichtig, obwohl sie keine Spätdyskinesien auslöst, die Neuroleptikabehandlung dagegen nicht, obwohl sie zu Spätdyskinesien führen kann?

Prof. Dr. N. Nedopil

Diese Rechtsprechung stammt aus der Zeit, als man Nierenschädigungen durch Lithium befürchtete. Die Lithiumbehandlung wurde daher als besonders risikoreich angesehen, zumal sie ja meist auch längerfristig durchgeführt wird.

6 Das Psychotherapeutengesetz – Chancen und Risiken für die Zukunft der psychotherapeutischen Versorgung

D. KOMMER

Die Rolle der nichtärztlichen Psychotherapeuten in der psychotherapeutischen Allgemeinversorgung ist immer wieder Gegenstand heftiger Kontroversen gewesen. Ausgangspunkt dafür war die von Ärzten vorgetragene Sorge, Nichtärzte könnten wegen ihrer fehlenden medizinischen Qualifikation organische Ursachen psychischer Störungen übersehen und dadurch Fehlbehandlungen durchführen. Von Seiten der Diplom-Psychologen wurde hinter diesem Argument häufig berufsständisches Abgrenzungsdenken vermutet. Nun ist es mit dem Psychotherapeutengesetz endlich gelungen, die fachlich ungerechtfertigte, berufsrechtliche Benachteiligung Psychologischer Psychotherapeuten gegenüber Ärzten weitgehend zu beseitigen. Die damit einhergehende Erweiterung der psychotherapeutischen Behandlungsressourcen wird den Zugang zu psychotherapeutischen Hilfestellungen erleichtern und die Kosten senken. Dennoch sind die damit verbundenen Regelungen der Budgetierung, Selbstbeteiligung und Zulassung allein durch die Krankenkassen ohne bedarfsorientierte Niederlassungssteuerung nicht immer zufriedenstellend. Nur gemeinsam wird es ärztlichen und psychologischen Psychotherapeuten, Nervenärzten und Psychiatern gelingen, eine adäquate Versorgung für alle Hilfsbedürftigen sicherzustellen.

6.1 Die berufsrechtliche Situation von Psychologischen Psychotherapeuten: Rechtshistorischer Überblick

Von Beginn an der nun bald hundertjährigen Geschichte der Psychotherapie hat die wissenschaftliche Erklärung und Therapie von psychischen Störungen und Erkrankungen nicht nur das Interesse von Ärzten, sondern auch von anderen Berufsgruppen, vor allem der von Psychologen geweckt. Es überrascht daher nicht weiter, wenn diese Geschichte schon früh auch von berufsrechtlichen Auseinandersetzungen um den Status der nichtärztlichen Psychotherapeuten begleitet ist. Bereits 1926 nahm Freud in seinem bekannt gewordenen Aufsatz zur „Frage der Laienanalyse" (Freud 1948) dazu ausführlich Stellung. Ausgangspunkt war die von Ärzten vorgetragene Sorge, nichtärztliche Psychotherapeuten könnten aufgrund ihrer fehlenden medizinischen Qualifikation körperliche Ursachen von psychischen Störungen übersehen und dadurch kostenträchtige, für den Patienten u.U. existentiell gefährdende Fehlbehandlungen durchführen. Gegenüber dieser Warnung bezog Freud eine auch heute noch wegweisende Position: Die Hinzuziehung eines Arztes zum Ausschluß von körperlichen Ursachen psychischer Störungen sei aufgrund der fehlenden somatischen Qua-

Tropon-Symposium, Bd. IX
Versorgungsstrukturen in der Psychiatrie
Hrsg. F. Reimer
© Springer-Verlag Berlin Heidelberg 1994

lifikation der damals Laienanalytiker genannten nichtärztlichen Psychotherapeuten eine conditio sine qua non. Sei die somatische Ausschlußdiagnostik erfolgt, stünden dem nichtärztlichen Psychotherapeuten aber die gleichen Rechte und Pflichten wie einem ärztlichen Psychotherapeuten zu. Darüberhinausgehende Ansprüche, die Psychotherapie für die Medizin zu reklamieren und sie nur von Ärzten ausführen zu lassen, weist er als fachlich unbegründete, berufsständisch motivierte Interessenvertretung zurück und warnt vor den nachteiligen Folgen für eine innovative Weiterentwicklung der Psychotherapie, wenn sie durch eine Medikalisierung von ihren psychologischen und sozialwissenschaftlichen Grundlagendisziplinen abgeschnitten würde.

Solange Psychotherapie als Kassenleistung aufgrund des damals erreichten Entwicklungsstandes ihrer Verfahren nur eine marginale Bedeutung zukam, ökonomischen Verteilungskonflikten daher der Nährboden entzogen war, hatte dieses historische Präludium in der Frage der berufsrechtlichen Gleichstellung von nichtärztlichen Psychotherapeuten primär nur fachpolitische Folgen: Das Diktum von Freud gewährleistete bis heute die gemeinsame psychoanalytische Ausbildung von Ärzten und Nicht-Ärzten.

Auch der 1943 vom Reichsministerium des Innern für die Absolventen des Berliner Instituts für psychologische Forschung und Psychotherapie getroffene Erlaß, die Berufsbezeichnung „Behandelnde Psychologen" führen zu dürfen, hatte noch keinerlei berufs- und kassenrechtliche Konsequenzen (vgl. Mengert 1981). Psychoanalytisch qualifizierte Diplom-Psychologen konnten bis 1963 ohne größere Schwierigkeiten ihre Leistungen mit der Mehrzahl der Krankenkassen abrechnen. Erst mit dem Ausschluß von Nichtärzten als Vertragsbehandler im § 5 Abs. 1 des Arzt-Ersatzkassenvertrags von 1963 und die 4 Jahre später (1967) erfolgende erste Verabschiedung von Psychotherapie-Richtlinien, die noch keine Beteiligung von nichtärztlichen Psychotherapeuten an der psychotherapeutischen Versorgung im Rahmen der GKV vorsahen, wurde dann die fehlende Berücksichtigung des eigenständigen Beitrags der Psychologischen Psychotherapeuten in der psychotherapeutischen Versorgung zu einem offenkundigen gesundheitspolitischen, rechtlichen und wirtschaftlichen Problem. Eine mit Beginn der 60er Jahre einsetzende geänderte Rechtsprechung, die den Versicherten einen erweiterten Leistungsanspruch gegenüber den Krankenkassen beim Vorliegen psychischer Störungen und Erkrankungen zusprach (vgl. BSG vom 1. Oktober 1964 – 11/1 RA 266/62, Medizin im Sozialrecht, 1986, B 310/26) und die offensichtlich werdende Unmöglichkeit der Kassenärztlichen Vereinigungen, den Sicherstellungsauftrag im Bereich der psychotherapeutischen Versorgung ohne Einbeziehung von Psychologischen Psychotherapeuten zu erfüllen, führten dann 1972 zu einer ersten Korrektur im Rahmen neuer Psychotherapie-Richtlinien, mit denen das sog. Delegationsverfahren auf der Grundlage des § 122 Abs. 1 RVO eingeführt wurde (vgl. Faber u. Haarstrick 1989). Die dort vorgesehene rechtliche Einstufung des Psychologischen Psychotherapeuten als Heilhilfsperson des Arztes und die damit verbundene rechtliche, fachliche und wirtschaftliche Subordination fand in Fachkreisen überwiegend Ablehnung (vgl. zusammenfassend Föderation deutscher Psychologenvereinigungen 1987, S. 11–17) und wurde als unzureichendes Instrument angesehen, die bestehende psychotherapeutische Unterversorgung der Bevölkerung zu beheben.

Die 1975 verabschiedete Psychiatrieénquete (Bericht 1975) forderte daher die Bundesregierung auf, die fachliche Qualifikation von psychotherapeutisch qualifizierten Klinischen Psychologen durch eine angemessene berufsrechtliche Regelung zu würdigen und deren Behandlungskompetenzen für eine Verbesserung der psychotherapeutischen Versorgung zu nutzen. Ein 1978 vom Bundesgesundheitsministerium vorgelegter Referentenentwurf für ein Psychotherapeutengesetz wurde dann aufgrund von kostenbezogenen Einwänden des damaligen Bundesarbeitsministeriums, des Widerstands der Kassenärztlichen Bundesvereinigung und der Krankenkassen sowie unüberbrückbarer Interessengegensätze der Verbände der Psychologischen Psychotherapeuten wieder zurückgezogen (vgl. Meyer et al. 1991).

1980 wurde im Rahmen des Arzt-Ersatzkassenvertrags die Verhaltenstherapie neben der tiefenpsychologisch fundierten und analytischen Psychotherapie als weitere Psychotherapierichtung anerkannt. Wegen des Fortbestehens des Delegationsverfahrens führte dies zunächst zu einem vom Berufsverband deutscher Psychologen unterstützten Boykott zahlreicher in Verhaltenstherapie ausgebildeter Diplom-Psychologen, welche die Regelungskompetenz der Kassenärztlichen Bundesvereinigung und der Krankenkassen für eine auf den Grundlagen der akademischen Psychologie entwickelten Therapierichtung infrage stellten (vgl. Stamm 1981).

1983 mahnte das Bundesverwaltungsgericht (BVerwGE 70, 121ff.) dringend eine berufsrechtliche Regelung für Psychologische Psychotherapeuten an, die mangels einer gesetzlichen Alternative aufgrund des heilberuflichen Charakters der Psychotherapie sich seit dieser Entscheidung den Bestimmungen des Heilpraktikergesetzes zu unterwerfen haben. 1987 wurden dann die Psychotherapie-Richtlinien ein drittes Mal gänzlich überarbeitet und die Verhaltenstherapie endgültig im Rahmen der GKV etabliert. 1988 wurde vom Bundesverfassungsgericht (BVerfG 78, 179ff.) der nach § 1 I des Heilpraktikergesetzes bestehende Erlaubniszwang für Psychologische Psychotherapeuten in drei, sich auf die berufs- und sozialversicherungsrechtliche Stellung von Psychologischen Psychotherapeuten beziehenden Beschlüssen bestätigt. Gleichzeitig wurde in den Urteilsbegründungen aber deutlich gemacht, daß das Gericht eine eigenständige gesetzliche Regelung für wünschenswert hält. 1989 wurde schließlich von der damaligen Bundesgesundheitsministerin Frau Prof. Lehr ein Forschungsgutachten zu Fragen eines Psychotherapeutengesetzes ausgeschrieben, dessen Zwischenergebnisse die Regierungskoalition 1990 zur Veröffentlichung von Eckpunkten für ein Psychotherapeutengesetz und zur Verabschiedung einer Koalitionsvereinbarung veranlaßten, nach der noch in der Legislaturperiode 1990 bis 1994 eine endgültige gesetzliche Regelung vorgenommen werden sollte. Am 20. Juli 1993 wurde der Kabinettsentwurf für ein Psychotherapeutengesetz verabschiedet, der am 21. Oktober 1993 in erster Lesung nach einer vorausgegangenen Stellungnahme des Bundesrats in den Bundestag eingebracht wurde (vgl. Gesetzentwurf 1993). Inzwischen hat der Gesundheitsausschuß des Deutschen Bundestages nach einer Sachverständigenanhörung seine Beratungen abgeschlossen und die Änderungsanträge der CDU/CSU-FDP Regierungskoalition angenommen, bei denen zahlreiche Empfehlungen des Bundesrates, wie zuvor schon in der Gegenäußerung der Bundesregierung, berücksichtigt wurden (vgl. CDU/CSU-FDP Änderungsantrag 1994). Ende Februar wird das Gesetz im Bundestag verabschiedet sein. Allerdings wird die SPD-Mehrheit in den Bundesländern dafür sorgen, daß das zustimmungspflichtige Gesetz vor allen Dingen wegen der vorgesehenen Selbstbeteiligung der Versicherten vor den Vermittlungsausschuß gebracht wird. Es bleibt daher abzuwarten, ob das Psychotherapeutengesetz an dieser Frage scheitert. Wir werden darauf weiter unten ausführlicher eingehen.

Wie dieser kurze historische Abriß der Auseinandersetzung um die berufsrechtliche Gleichstellung von Psychologischen Psychotherapeuten deutlich macht, ist abzusehen, daß dieser Konflikt schon in kurzer Zeit der Vergangenheit angehören wird. Welche Chancen und Risiken das Psychotherapeutengesetz für die Zukunft der psychotherapeutischen Versorgung beinhaltet, wird deutlich werden, wenn die gesetzlichen Bestimmungen im Detail geschildert werden.

6.2 Berufs- und sozialrechtliche Bestimmungen des Psychotherapeutengesetzes

6.2.1 Berufsrechtlicher Teil

Schaffung von zwei neuen Heilberufen und Approbation: Das Gesetz sieht die Schaffung von zwei neuen Heilberufen vor, den Kinder- und Jugendlichenpsychotherapeuten und den Psychologischen Psychotherapeuten. Beiden wird eine Approbation verliehen, die sie berechtigt, psychische Störungen mit Krankheitswert, bei denen Psychotherapie indiziert ist und die somatisch abgeklärt sind, mit wissenschaftlich anerkannten Psychotherapieverfahren zu behandeln. Die Behandlungsberechtigung von Kinder- und Jugendlichenpsychotherapeuten erstreckt sich in der Regel auf Kinder und Jugendliche bis zum Alter von 18 Jahren, sofern sie eine Ausbildung in analytischer Kinder- und Jugendlichenpsychotherapie absolviert haben. Psychologische Psychotherapeuten sind bei den Altersgruppen nicht eingeschränkt, können also bei entsprechender Ausbildungsqualifikation sowohl Erwachsene als auch Kinder und Jugendliche behandeln.

Die *Ausbildung* unterliegt einer staatlichen Rahmenordnung und staatlichen Prüfungen. Voraussetzung für eine Ausbildung zum Kinder- und Jugendlichenpsychotherapeuten ist ein Diplom in Psychologie, Pädagogik bzw. Sozialpädagogik. Berufseingangsvoraussetzung für Psychologische Psychotherapeuten ist das universitäre Diplom in Psychologie sowie eine Hauptdiplomprüfung in Klinischer Psychologie. Die Ausbildung kann berufsbegleitend (5 Jahre) oder ganztägig (mindestens 3 Jahre) durchgeführt werden und umfaßt 600 Stunden theoretischen Unterricht und mindestens 600 Behandlungsstunden unter Supervision. Sie findet an Hochschulen bzw. an staatlich anerkannten Ausbildungseinrichtungen statt. Voraussetzung für die staatliche Anerkennung ist, daß in einem für die Ausbildung geeigneten Umfang stationär bzw. ambulant Patienten behandelt werden können und eine angemessene technische Ausstattung für Ausbildungszwecke und eine fachwissenschaftliche Bibliothek vorhanden sind. Als Lehrpersonal müssen mehrere Psychotherapeuten und Ärzte für die Vermittlung von medizinischen Ausbildungsinhalten zur Verfügung stehen. Die Ausbildung muß auf der Grundlage staatliche anerkannter Ausbildungspläne stattfinden, wobei die Einrichtung sowohl die Anleitung und Aufsicht des praktischen Teils der Ausbildung wie auch den theoretischen Unterricht übernehmen soll. Kann die Einrichtung einen der angesprochenen Ausbildungsteile nicht oder nur unvollständig übernehmen, können Kooperationsvereinbarungen mit geeigneten anderen Einrichtungen getroffen werden.

Ein Jahr der Ausbildung muß an einer psychiatrischen Klinik, psychiatrischen Abteilung eines Allgemeinkrankenhauses, Tagesklinik oder an einer Institutsambulanz absolviert werden, ein weiteres halbes Jahr kann an einer von einem Sozialversicherungsträger anerkannten Einrichtung (z.B. Kurklinik) bzw. in einer psychotherapeutischen Praxis absolviert werden. Der Inhalt der Ausbildung hat sich auf die Vermittlung von eingehenden Kenntnissen in wissenschaftlich anerkannten psychotherapeutischen Verfahren sowie auf eine vertiefte Ausbildung in einem wissenschaftlich anerkannten Verfahren zu erstrecken.

Anerkennung von Therapierichtungen: Die Frage, welche Psychotherapierichtungen als wissenschaftlich anerkannt gelten können, sollen die zuständigen Landesbehörden auf der Grundlage eines Gutachtens der Spitzenverbände der Psychologischen Psychotherapeuten und der Bundesärztekammer oder eines von diesen Organen gebildeten gemeinsamen wissenschaftlichen Beirats entscheiden.

Die *berufsrechtlichen Übergangsvorschriften* sehen vor, daß folgende Personenkreise die Erlaubnis zum Führen der gesetzlich geschützten Berufsbezeichnung Psychologischer Psychotherapeut/in erhalten:

1. Bisher im Delegationsverfahren tätige Psychologische Psychotherapeuten und Ausbildungskandidaten, die ihre Ausbildung auf der Grundlage der Psychotherapievereinbarungen spätestens 3 Jahre nach Inkrafttreten des Gesetzes absolviert haben;
2. Diplom-Psychologen, die eine Weiterbildung zum DDR-Fachpsychologen in der Medizin absolviert haben;
3. Diplom-Psychologen, die vom 1.1.1991 bis zum 31.12.1995 an der Versorgung von Versicherten einer Krankenkasse mitgewirkt haben und mindestens 4000 Behandlungsstunden oder 60 dokumentierte Behandlungsfälle und zusätzlich mindestens 140 Stunden theoretische Ausbildung in einem wissenschaftlich anerkannten Verfahren nachweisen können.
Können die Anforderungen an die zeitliche Dauer und den Umfang der psychotherapeutischen Tätigkeit nicht nachgewiesen werden, dann müssen folgende Voraussetzungen erfüllt sein: a) Nachweis von 3000 Behandlungsstunden oder 30 dokumentierte Fälle, b) 10 Behandlungsfälle unter Supervision mit mindestens jeweils 50 Behandlungsstunden; c) 280 Stunden theoretische Ausbildung in einem wissenschaftlich anerkannten Verfahren, d) Mitwirkung an der Versorgung von Versicherten spätestens seit dem 20.7.1993.
4. Für angestellte oder beamtete Psychologische Psychotherapeuten entfällt der Nachweis, ambulant für Versicherte einer Krankenkasse tätig geworden zu sein, stattdessen muß ein Beschäftigungsverhältnis an einer Psychiatrie bzw. an einer psychosomatischen oder psychotherapeutischen Klinik nachgewiesen werden (ansonsten gelten die Qualifikationsanforderungen wie unter 3).

6.2.2 Sozialrechtlicher Teil

Zuständigkeiten und Rechtsverhältnis zwischen Ärzten und Psychologischen Psychotherapeuten: § 28 SGB wird durch einen 3. Absatz ergänzt, der die Zuständigkeiten von Ärzten und Psychologischen Psychotherapeuten für die psychotherapeutische

Behandlung einer Krankheit regelt. Patienten erhalten demnach des Recht, noch vor einem Arzt den Psychologischen Psychotherapeuten aufzusuchen (Erstzugangsrecht). Die Hinzuziehung eines Arztes zur somatischen Abklärung wird hier im Rahmen eines Konsiliarverfahrens, das auf psychotherapeutisch weitergebildete Ärzte beschränkt ist, geregelt. Danach hat der Psychologische Psychotherapeut spätestens nach der zweiten Sitzung vor Fortsetzung der Behandlung einen Konsiliarbericht eines Vertragsarztes einzuholen, der eine abgeschlossene psychotherapeutische Weiterbildung hat. Der Konsiliararzt hat zur Diagnose Stellung zu nehmen und inzidenter eine somatische Abklärung vorzunehmen.

Selbstbeteiligung: Der neu einzufügende § 28a regelt die Kostenerstattung bei psychotherapeutischer Behandlung. Danach werden für Versicherte über 18 Jahren 75% der Behandlungskosten von der Krankenkasse übernommen, Kinder und Jugendliche erhalten alle Kosten erstattet. Die Selbstbeteiligung in der Höhe von 25% gilt für ärztliche wie für Psychologische Psychotherapeutén gleichermaßen. Wie bei den Regelungen zum Zahnersatz ist die Selbstbeteiligung einkommensabhängig geregelt.

Einheitliche Vergütung für ärztliche und psychologische Psychotherapie: Der neu ins SGB V eingefügte § 85a sieht vor, daß die Vergütung für Psychologische Psychotherapeuten auf der Grundlage des Einheitlichen Bewertungsmaßstabes für die ärztlichen Leistungen (EBM) vorgenommen wird. Ärztliche wie psychologische Psychotherapie basiert demnach auf den gleichen Punktzahlen, aufgrund des separaten Budgets für Psychologische Psychotherapeuten (s. unten) kann es aber zu unterschiedlichen Punktbewertungen führen.

Eigenes Budget für Psychologische Psychotherapeuten: Für Psychologische Psychotherapeuten wird auf der Grundlage einer Rechtsverordnung des Bundesministeriums für Gesundheit für 1996–1998 ein eigenes Budget eingeführt. Es beträgt 1996 höchstens 1,25% der Gesamtausgaben der Krankenkassen für vertragsärztliche Leistungen und steigert sich in den Jahren 1997–1998 in Abhängigkeit von der Grundlohnsummenentwicklung. In Abhängigkeit von der Zahl der zugelassenen Psychologischen Psychotherapeuten und der Inanspruchnahme psychotherapeutischer Leistungen durch die Versicherten kann dies in der Praxis dazu führen, daß das Honorar für Psychologische Psychotherapeuten in der Zeit der Budgetierung trotz gleicher Bewertung wie bei den ärztlichen Psychotherapeuten geringer ausfällt. Sollte sich im Zeitraum der Budgetierung eine Entwicklung ergeben, die die psychotherapeutische Versorgung gefährdet, wird der Bundesgesundheitsminister ermächtigt, durch eine Rechtsverordnung den prozentualen Anteil der Ausgaben für psychologische Psychotherapie zu erhöhen.

Abwicklung der Abrechnung durch die Krankenkassen: Mit Inkrafttreten der sozialrechtlichen Bestimmungen des Psychotherapeutengesetzes am 1. 1. 1996 übernimmt eine von den Landesverbänden der Krankenkassen und der Ersatzkassen einzurichtende Verrechnungsstelle die Abwicklung der Abrechnungen. Eine Abrechnung über die Kassenärztlichen Vereinigungen findet nicht mehr statt.

Beteiligung der Psychologischen Psychotherapeuten im Bundesausschuß: Der Bundesausschuß der Krankenkassen und der Kassenärztlichen Bundesvereinigung wird zur Erstellung von Psychotherapie-Richtlinien und Psychotherapievereinbarungen um zwei voll stimmberechtigte Vertreter der Psychologischen Psychotherapeuten und um je einen Vertreter der Ersatzkassen und der Betriebskrankenkassen erweitert. Die beiden Vertreter der Psychologischen Psychotherapeuten sollen von den maßgeblichen Verbänden der Psychologischen Psychotherapeuten bestimmt werden. Können diese sich nicht einigen, ernennt der Bundesgesundheitsminister die Vertreter. Im vorbereitenden Arbeitsausschuß sind die Psychologischen Psychotherapeuten wie die Ärzte mit einem Viertel zu beteiligen, die andere Hälfte wird von den Vertretern der Krankenkassen gebildet.

Sozialrechtliche Zulassung von Psychologischen Psychotherapeuten: Psychologische Psychotherapeuten, die eine berufsrechtliche Approbation erhalten haben und eine hinreichende theoretische wie praktische Ausbildung in Therapieverfahren nachweisen, die in der vertragsärztlichen Versorgung zugelassen sind, werden von den Landesverbänden der Krankenkassen und Ersatzkassen in einem einheitlichen Verfahren zur Behandlung im Rahmen der gesetzlichen Krankenversicherung zugelassen. Die Zulassung erfolgt für den Ort der Niederlassung des Psychologischen Psychotherapeuten. Die Kassenärztlichen Vereinigungen sind nicht mehr am Zulassungsverfahren beteiligt.

Qualitätsüberprüfung der Leistungserbringung: § 136 SGB wird durch einen dritten Absatz erweitert, der Krankenkassen die Möglichkeit einräumt, die Qualität der Leistungserbringung durch Psychologische Psychotherapeuten im Einzelfall unter Beteiligung des Medizinischen Dienstes der Krankenkassen zu überprüfen.

Sonstige Folgeänderungen rechtlicher Tatbestände: In konsequenter Verfolgung der rechtlichen Gleichstellung von Psychologischen Psychotherapeuten mit anderen akademischen Heilberufen wird die Berufsbezeichnung in § 132 StGB strafrechtlich geschützt und in der Strafprozeßordnung ein Zeugnisverweigerungsrecht und die Beschlagnahmefreiheit ebenso wie in der Abgabeordnung zugesichert.

6.2.3 *Die Position des Bundesrates zum Psychotherapeutengesetz*

Der von der SPD-Mehrheit bestimmte Bundesrat hat in seiner Stellungnahme vom 14. September 1993 zum damaligen Regierungsentwurf das Gesetz abgelehnt, gleichzeitig aber zum Ausdruck gebracht, daß eine gesetzliche Regelung dringend für erforderlich gehalten wird. Im weiteren Verlauf des Gesetzgebungsverfahrens wurden von der Regierungskoalition zahlreiche Änderungsempfehlungen übernommen, die sich vor allem auf den berufsrechtlichen Teil beziehen. Die übriggebliebenen Kontroversen erstrecken sich vor allem auf den sozialrechtlichen Teil und dort auf die vorgesehene Selbstbeteiligung, die Budgetierung und die Art der Zulassung durch die Krankenkassen. Für die SPD bedeutet die Einführung einer Selbstbeteiligung im Bereich der Psychotherapie eine unvertretbare Diskriminierung psychisch Kranker und eine Aushöhlung des Solidarprinzips. Die Budgetierung hält sie vom Umfang her für viel zu gering und als untaugliches Instrument eines überflüssigen staatlichen Dirigismus. Als Alternative schlägt die SPD ein Einkaufsmodell der Krankenkassen vor. Danach hätten die Kassen die Aufgabe, Qualität und Quantität des Bedarfs an Psychotherapie selbst zu bestimmen und mit den zur regionalen Bedarfsdeckung erforderlichen Behandlern entsprechende Verträge abzuschließen (vgl. SPD-Antrag 1993).

Während die SPD-Position in der Frage der Selbstbeteiligung von der übergroßen Mehrzahl der Therapie- und Berufsverbände unterstützt wird, wurde die Forderung nach einem Einkaufsmodell wegen der damit verbundenen Gefahr einer Monopolisierung des Einflusses der Krankenkassen eher reserviert aufgenommen. Aus Kreisen der Regierungskoalition wird für den Vermittlungsausschuß ein Kompromiß bei der Selbstbeteiligung für möglich gehalten, der eine Reduktion auf 10% beinhaltet und an ein Moratorium geknüpft werden könnte, wonach die Selbstbeteiligung erst dann eingeführt wird, wenn sie auch in anderen Bereichen der ambulanten medizinischen Versorgung im größeren Umfang Platz greift. Da sich diesem Kompromiß auch die Verbände anschließen würden, bestehen trotz des anstehenden Wahlkampfs durchaus realistische Aussichten, daß das Gesetz im April 1994 endgültig verabschiedet sein wird.

Die Anerkennung des eigenständigen Beitrags von Psychologischen Psychotherapeuten in der Gesundheitsversorgung der Bevölkerung erfährt durch die bevorstehende Verabschiedung des Psychotherapeutengesetzes eine fachlich längst überfällige gesetzliche Legitimierung. Das Gesetz tangiert aber keineswegs nur berufsständische Interessen. Die gleichzeitig eingeführten Änderungen des Sozialgesetzbuches werfen strukturelle Fragen auf, die für die gesamte Gesundheitsversorgung von Bedeutung sein werden.

So ermöglicht die Abkoppelung der Psychologischen Psychotherapeuten von den Kassenärztlichen Vereinigungen und die Übertragung der sozialrechtlichen Zulassung auf die Krankenkassen diesen zum ersten Mal eine gesetzliche Möglichkeit, die Zulassung von Behandlern zu einem Einkaufsmodell fortzuentwickeln. Die sozialrechtliche Verankerung der Selbstbeteiligung auf bisher noch nicht erreichtem Niveau und die erstmalige gesetzliche Verankerung der Budgetierung von Honorarvolumina liefert der Gesundheitspolitik Instrumente, die für eine weitere Individualisierung von Gesundheitsrisiken und für eine weitgehende Einschränkung der Vertragsautonomie von freien Berufen genutzt werden können.

Aber selbst wenn wir uns nur auf die psychotherapeutische Versorgung beschränken, gibt das Gesetz Anlaß, frühzeitig auf zukünftige Entwicklungschancen und -risiken aufmerksam zu machen. In den folgenden Abschnitten wird darauf ausführlicher eingegangen.

6.3 Die Zukunft der psychotherapeutischen Versorgung vor dem Hintergrund des Psychotherapeutengesetzes: Chancen und Risiken

6.3.1 Fehlallokation von Behandlungsressourcen

Mit Inkrafttreten des sozialrechtlichen Teils des Psychotherapeutengesetzes 1996 werden zu diesem Zeitpunkt voraussichtlich 8100 ärztliche Psychotherapeuten (1991/92: 5663; jährliche Zuwachsrate ca. 670) und ca. 11000 Psychologische Psychotherapeuten (1991/92: 5629 im Delegationsverfahren tätige Psychologische Psychotherapeuten incl. Kinder- und Jugendlichenpsychotherapeuten; jährliche Zuwachsrate ca. 1000; dazu kommen ca. 3000 im Rahmen der gesetzlichen Übergangsregelung zugelassene Psychologische Psychotherapeuten) für die ambulante psychotherapeutische Versorgung zur Verfügung stehen. Damit wird zweifellos eine bedeutsame Verbesserung der in einigen Regionen noch unzureichenden ambulanten Behandlungsressourcen (vgl. Meyer et al. 1991) erreicht. Da derzeit nur für ärztliche

Psychotherapeuten im Ansatz eine bedarfsorientierte Steuerung der Niederlassung möglich ist, besteht allerdings die Gefahr einer weiteren Verdichtung der Behandlungskapazitäten in bereits relativ gut versorgten großstädtischen Gebieten, während ländliche Regionen nach wie vor unter einer Unterversorgung zu leiden haben werden. Dieser Tendenz zur Fehlallokation von Behandlungsressourcen wird sich nur entgegensteuern lassen, wenn spätestens nach Ablauf der dreijährigen Budgetierungsphase auch für Psychologische Psychotherapeuten eine bedarfsorientierte Steuerung der Niederlassung eingeführt wird.

6.3.2 Fehlende Berufsausübungskontrolle

Für Psychotherapeuten und Nervenärzte heißt es Eulen nach Athen zu tragen, wenn darauf aufmerksam gemacht wird, daß Psychotherapie nicht nur nützen, sondern auch schaden kann. Damit stellt sich die Frage, wer in Zukunft für die Kontrolle der Berufsausübung von Psychologischen Psychotherapeuten zuständig sein soll.

Durch die Konstituierung von Kassenpsychotherapeutischen Vereinigungen als öffentlich-rechtliche Körperschaften hätte der Bundesgesetzgeber eine ihm zur Verfügung stehende gesetzliche Möglichkeit nützen können, eine sachadäquate Lösung analog zu ärztlichen Regelungen herbeizuführen. Statt dessen hat er es vorgezogen, den Sicherstellungsauftrag für die psychotherapeutische Versorgung bei den Kassenärztlichen Vereinigungen zu belassen und die sozialrechtliche Zulassung auf die Krankenkassen zu übertragen. Solange die Länder die ihnen zustehende Kompetenz zur Errichtung von Landespsychotherapeutenkammern nicht nutzen, werden daher bereits in erster Instanz Gerichte über die fachlich angemessene Berufsausübung von Psychologischen Psychotherapeuten zu befinden haben, was die Wahrscheinlichkeit einer frühzeitigen Aufklärung von Behandlungsfehlern und deren vom eigenen Berufsstand verantworteten Ahndung erschweren dürfte.

6.3.3 Psychotherapie für die Wohlhabenden/
Pharmakotherapie für die sozial Schwachen

Obwohl 1990 $^2/_3$ der Pflichtversicherten in Primärkassen versichert waren, bezahlten nach einer Statistik der Kassenärztlichen Bundesvereinigung die Ersatzkassen für ihr Klientel 225,2 Mio. für Psychotherapieleistungen (tiefenpsychologisch fundierte Psychotherapie incl. analytische Psychotherapie und Verhaltenstherapie), die Primärkassen dagegen nur 85,2 Mio. DM.

Aus der Abb. 1 geht hervor, daß diese Ungleichverteilung auch in den vorausgegangenen Jahren 1988 und 1989 bestand und auch bei einer Trennung zwischen Verhaltenstherapie und tiefenpsychologisch fundierter Psychotherapie und analytischer Psychotherapie nicht aufgehoben wird.

Auch wenn man die um ca. 10% geringere Honorierung der Primärkassen im Vergleich zu den Ersatzkassen in Rechnung stellt und gleichzeitig unterstellt, daß Psychotherapeuten ihre Klientel nicht absichtlich nach Kassenzugehörigkeit selegieren, geht aus dieser Statistik ein deutlich größeres Inanspruchnahmeverhalten von Ersatzkassenversicherten hervor. Mit epidemiologischen Untersuchungsergebnissen,

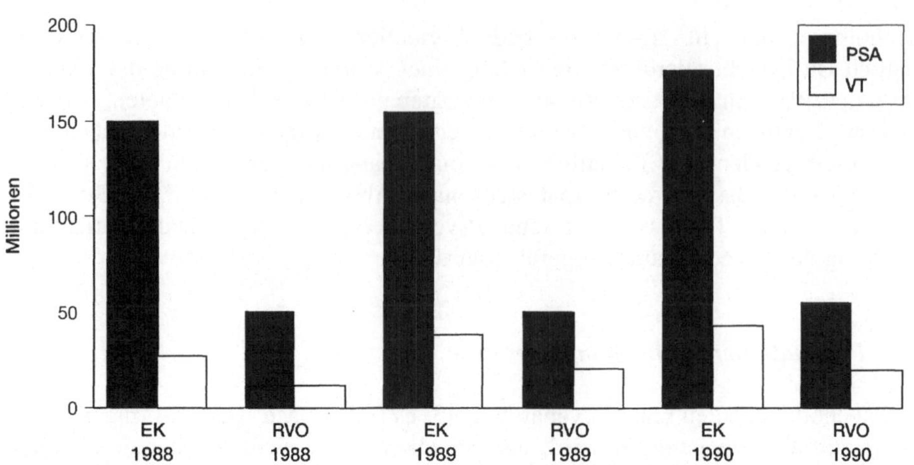

Abb. 1. Ausgaben der Primär- und Ersatzkassen für Psychotherapie in den Jahren 1988–1990

die eine annähernde Gleichverteilung psychischer Störungen und Erkrankungen über die sozialen Schichten der Bevölkerung hinweg aufzeigen (vgl. z.B. Schepank 1990), ist diese selektive Inanspruchnahme nicht zu erklären. Dagegen liegt der Schluß nahe, daß bei Primärversicherten selbst dann noch erhebliche Barrieren bei der Inanspruchnahme psychotherapeutischer Leistungen bestehen, wenn sie von der Krankenkasse voll übernommen werden.

Es läßt sich unschwer vorhersagen, daß diese Barrieren durch die Einführung einer Selbstbeteiligung eher erhöht als weiter abgebaut werden. Damit wird die soziale Reichweite der Psychotherapie, die aufgrund verbesserter Behandlungsmethoden für alle Schichten der Bevölkerung potentiell nützlich sein könnte (vgl. Grawe et al. 1994), sozialstaatswidrig auf ökonomisch Bessergestellte eingeschränkt. Das für die Weiterentwicklung der Psychotherapie lange Zeit so verhängnisvolle Verdikt, Psychotherapie sei etwas für junge, attraktive, verbal geschickte, intelligente und erfolgreiche Patienten (YAVIS-Stereotyp) findet so unverhofft seine gesundheitspolitische Bekräftigung.

6.3.4 Kooperation oder Konkurrenz in der Versorgung psychisch Kranker

Es läßt sich unschwer vorhersagen, daß die mit dem Psychotherapeutengesetz einhergehende quantitative Ausweitung der psychotherapeutischen Behandlungsressourcen mit dazu beitragen wird, die psychotherapeutische Versorgung als eigenständige Systemkomponente der Gesundheitsversorgung zu etablieren. Diese Entwicklung wird die bereits 1975 von der Psychiatrieénquete abgehandelte Problematik der Koordination und Kooperation der in der ambulanten Versorgung psychisch Kranker tätigen Berufsgruppen und Dienste erneut auf die Tagesordnung setzen. Das Psychotherapeutengesetz verpflichtet zwar Psychologische Psychotherapeuten zur konsiliarischen Kooperation mit Ärzten, der umgekehrte Fall ist allerdings nicht vorgesehen. Die insbesondere bei traditionellen Psychotherapierichtungen wie der tiefenpsychologisch fundierten Psychotherapie und der analytischen Psychotherapie vorherrschende Neigung zur Niederlassung in Form von Einzelpraxen bringt zusätzlich die Gefahr mit sich, Patientengruppen zu selegieren, mit denen sich leichter arbeiten läßt. Diese Tendenz wird durch die in den Psychotherapierichtlinien festgelegte zeitliche Limitierung der Psychotherapie noch verstärkt. Statt der fachlich gebotenen gemeinsamen Anstrengungen zur Verbesserung der Versorgung psychisch schwer erkrankter Menschen zeichnet sich vor diesem Hintergrund die Gefahr einer Zwei-Klassen-Versorgung ab: Die psychisch weniger Gestörten und einkommensstärkeren Bevölkerungsgruppen füllen die Praxen der Psychotherapeuten, chronisch psychisch Kranke und sozialschwächere Gruppen dagegen die Praxen der Nervenärzte bzw. frequentierten, soweit vorhanden, ambulante Dienste.

Dieser fachlich wie gesundheitspolitisch wenig wünschenswerten Perspektive ließe sich gegensteuern, wenn Gemeinschaftspraxen von Nervenärzten und Psychotherapeuten, ergänzt durch Sozialarbeiter und therapeutisches Hilfspersonal, eine spezielle Förderung erfahren würden. Notwendig wäre dazu aber zunächst, daß berufsrechtliche Barrieren auf Seiten der Ärzte beseitigt werden, die derartige Gemeinschaftspraxen mit Nichtärzten gegenwärtig noch verhindern. Wie die bis heute unerledigte einschlägige Forderung der Psychiatrieénquete von 1975 zeigt (vgl. Bericht 1975), stellt aber die Finanzierung der fachlich sinnvollen komplementären Dienste von Sozialarbeitern und therapeutischem Hilfspersonal ein noch größeres Hindernis für solche Lösungsansätze dar.

6.3.5 Zementierung von Therapieschulen oder eine Allgemeine Psychotherapie als Zukunftsperspektive

Das von der Bundesregierung in Auftrag gegebene Forschungsgutachten zum Psychotherapeutengesetz von Meyer et al. (1991) kam nach einer umfassenden Sichtung der Forschungsbefunde zu dem Ergebnis, daß nur zwei sog. Grundorientierungen, die psychoanalytische und die kognitiv-behaviorale sowohl über ausreichende Wirksamkeitsnachweise als auch über differenzierte ätiologische Modelle und Therapietheorien verfügen. Im Hinblick auf die Gesprächspsychotherapie stellen die Gutachter fest, daß zwar hinreichende, mit psychodynamischen Therapieansätzen vergleichbare, z.T. sogar bessere Wirksamkeitsnachweise vorliegen. Trotzdem sei eine Therapieausbildung, die sich allein auf die Gesprächspsychotherapie bezieht, nicht zu empfehlen, weil es an den Zusatzanforderungen – differenzierte ätiologische Modelle und elaborierte Therapietheorien – mangelt. Ähnliches gilt für die Gestalttherapie. Nach den Vorstellungen der Gutachter sollten sich diese Therapieschulen einer der beiden Grundorientierungen zuordnen, wodurch integrative Tendenzen in der Psychotherapie gefördert werden könnten.

Mit der Entscheidung, im Rahmen des Psychotherapeutengesetzes auf jedwede konkrete Nennung von Therapierichtungen zu verzichten und stattdessen auf die allgemeine Formulierung „wissenschaftlich anerkannt" zu rekurrieren, geht der Gesetzgeber einen Schritt weiter als die Empfehlungen des Forschungsgutachtens. Aus wissenschaftspolitischer Sicht ist dies sicherlich zu begrüßen, weil damit innovativen Weiterentwicklungen keine gesetzlichen Barrieren in den Weg gelegt werden. Dennoch besteht Anlaß zur Sorge, ob durch die nach dem Gesetz mögliche weitere Anerkennung von Therapierichtungen im Zusammenhang mit der weitgehend privaten Trägerschaft von Ausbildungsinstituten die Absicht des Gesetzgebers ins Gegenteil verkehrt wird, d.h. Therapieschulen zementiert, statt abgebaut werden. Am Beispiel der Gesprächspsychotherapie soll dies kurz erläutert werden.

Ohne Zweifel hat die Gesprächspsychotherapie anhand ihrer empirischen Wirksamkeitsprüfungen den Nachweis erbracht, einem Effektivitätsvergleich mit tiefenpsychologisch fundierter Psychotherapie oder analytischer Psychotherapie überzeugend standhalten zu können (vgl. Grawe et al. 1994). Der Rang eines wissenschaftlich anerkannten Verfahrens ist ihr daher ohne weiteres zuzuerkennen. Auf der Grundlage des Psychotherapeutengesetzes wird daher in Zukunft eine Schwerpunktausbildung in Gesprächspsychotherapie möglich sein. Nach dem Stand der vergleichenden Wirksamkeitsforschung wäre dies aber wenig wünschenswert: Die klinische Effektivität der Gesprächspsychotherapie ist im Vergleich zu verhaltenstherapeutischen Vorgehensweisen erheblich geringer (vgl. Grawe et al. 1994). Dasselbe trifft im übrigen auch für die tiefenpsychologisch fundierte und analytische Psychotherapie zu. Zugunsten einer effektiven psychotherapeutischen Versorgung der Bevölkerung sollte daher im Rahmen der Ausbildung von Psychotherapeuten der Vermittlung von verhaltenstherapeutischen Techniken und dem praktischen Kompetenzerwerb bei ihrer Anwendung ein besonderer Stellenwert eingeräumt werden. Darüber hinaus wird es im Rahmen einer umfassenden Ausbildung von Psychotherapeuten in Zukunft notwendig sein, praktische Kompetenzen auch in denjenigen Komponenten zu erwerben, die sich bei anderen Therapierichtungen empirisch als wirksam herausgestellt haben. Wie Grawe und seine Mitarbeiter (1994) kürzlich überzeugend ausgeführt haben, hat die empirische Psychologie und die internationale Psychotherapieforschung inzwischen einen Stand erreicht, der es ermöglicht, einer solchen allgemeinen Psychotherapieausbildung ein umfassendes, kohärentes und empirisch gehaltvolles theoretisches Fundament zu geben. Ebenso bedeutsam ist es, daß sich in diesem Rahmen bereits heuristische Indikationsregeln definieren lassen, die eine theoretische Anleitung und Optimierung der klinischen Praxis gewährleisten können. Während früheren Integrationsperspektiven noch das Odium des polypgragmatischen Eklektizismus anhaftete (vgl. Kommer 1982), hat die Psychotherapie und ihre Grundlagendisziplinen heute international ein wissenschaftliches Entwicklungsstadium erreicht, welches das Festhalten an Therapieschulen anachronistisch und provinziell erscheinen läßt.

Eine solche Überwindung der Grenzen von Therapieschulen im Rahmen einer Allgemeinen Psychotherapie setzt allerdings voraus, daß die bestehenden Therapierichtungen ideologischen Ballast abwerfen und bereit sind, den erreichten Forschungsstand zur Kenntnis zu nehmen. Das wird empiriefernen Therapierichtungen wie der Psychoanalyse und einzelnen humanistischen Schulen schwerer fallen als verhaltenstherapeutischen Orientierungen, die aufgrund ihrer Tradition und ihres Selbstverständnisses der empirischen Forschung stärker verpflichtet sind. In diesem Zusammenhang ist es zu bedauern, daß der Gesetzgeber eine strukturelle Verankerung innovativer Tendenzen in Form einer verbindlichen Kooperation zwischen Universitäten und privaten Ausbildungseinrichtungen zwar für wünschenswert gehalten hat, sie aber aus Kostengründen (dazu wäre in erster Linie ein Ausbau der personellen Kapazitäten der Psychologischen Hochschulinstitute erforderlich) gesetzlich nicht festgelegt hat. So wird auch in Zukunft darauf zu achten sein, daß durch die administrative Anerkennung weiterer Therapierichtungen im Interesse einer effektiven und kostengünstigen psychotherapeutischen Versorgung der Bevölkerung die vom Gesetzgeber offengehaltene innovative Weiterentwicklung der Psychotherapie nicht unterlaufen wird.

Zusammenfassend bleibt festzuhalten, daß das Psychotherapeutengesetz einen bedeutsamen Beitrag darstellt, um die für Psychologische Psychotherapeuten schon seit langem kränkende und fachlich ungerechtfertigte berufsrechtliche Benachteiligung gegenüber Ärzten weitgehend zu beseitigen. Die damit einhergehende Erweiterung der psychotherapeutischen Behandlungsressourcen kann der Bevölkerung den frühzeitigen Zugang zu psychotherapeutischen Hilfestellungen erleichtern und sich dadurch kostensenkend auswirken. Die sozialrechtlichen Weichenstellungen in Form der Budgetierung, Selbstbeteiligung und Zulassung allein durch die Krankenkassen und ohne bedarfsorientierte Niederlassungsteuerung sind jedoch auch für viele Psychologische Psychotherapeuten keineswegs ein Anlaß zur ungetrübten Freude. Die fehlende gesetzliche Verankerung einer Kooperationsverpflichtung zwischen Universitäten und privaten Ausbildungseinrichtungen könnte sich darüberhinaus in Zukunft als Hemmschuh für eine innovative Weiterentwicklung der Psychotherapie erweisen.

Es wird der gemeinsamen Anstrengungen von ärztlichen und psychologischen Psychotherapeuten wie auch von Nervenärzten und Psychiatern bedürfen, um die aufgezeigten Risiken für eine adäquate psychotherapeutische Versorgung der Bevölkerung nicht zu einem von einseitigen Gruppeninteressen genutzten Fallstrick für psychisch kranke Menschen werden zu lassen. Sie haben einen unteilbaren Anspruch auf die bestmögliche Hilfe, die auf der Grundlage der gegenseitigen Anerkennung der spezifischen Fachkompetenzen und unter Beachtung einer prinzipiellen Gleichberechtigung der an dieser Kooperation beteiligten Berufsgruppen, seien es Psychiater oder Psychotherapeuten, am ehesten zu gewährleisten sein wird.

Literatur

Änderungsantrag der Fraktionen der CDU/CSU und FDP (1994) Entwurf eines Gesetzes über die Berufe des Psychologischen Psychotherapeuten und des Kinder- und Jugendlichenpsychotherapeuten und zur Änderung des Fünften Buches Sozialgesetzbuch. Deutscher Bundestag Ausschuß für Gesundheit, Ausschußdrucksache 0770, Bonn

Bericht über die Lage der Psychiatrie in der Bundesrepublik Deutschland – Zur psychiatrischen und psychotherapeutisch/psychosomatischen Versorgung der Bevölkerung – (Psychiatrie-Enquete) (1975). Bundestagsdrucksache 7/4200, Bonn

Faber FR, Haarstrick R (1989) Kommentar Psychotherapie-Richtlinien. Jungjohann Neckarsulm, München

Föderation deutscher Psychologenvereinigungen (1987) Grundlagen der heilkundlichen Tätigkeit von Psychologen. Deutscher Psychologen Verlag, Bonn

Freud S (1948) Die Frage der Laienanalyse (1926), Kap. VII. Gesammelte Werke, Bd 14, Imago, London, S 272

Gesetzentwurf der Bundesregierung (1993) Entwurf eines Gesetzes über die Berufe des Psychologischen Psychotherapeuten und des Kinder- und Jugendlichenpsychotherapeuten und zur Änderung des Fünften Buches Sozialgesetzbuch. Bundestagsdrucksache 12/5890, Bonn

Grawe K, Donati R, Bernauer F (1994) Psychotherapie im Wandel. Von der Konfession zur Profession. Hogrefe Verlag für Psychologie, Göttingen Bern Toronto Seattle

Kommer D (1982) Eklektizismus. In: Bastine R, Fiedler PA, Grawe K, Schmidtchen S, Sommer G (Hrsg) Grundbegriffe der Psychotherapie, Edition Psychologie, Weinheim, Deerfield, FL, Basel, S 49–51

Mengert P (1981) Rechtsmedizinische Probleme in der Psychotherapie. Peter D Lang, Frankfurt a.M. Bern Cirencester

Meyer AE, Richter R, Grawe K, Graf v d Schulenburg JM, Schulte B (1991) Forschungsgutachten zu Fragen eines Psychotherapeutengesetzes. Universitäts-Krankenhaus Hamburg-Eppendorf

Schepank H (Hrsg) (1990) Verläufe – Seelische Gesundheit und psychogene Erkrankungen heute. Springer, Berlin Heidelberg New York Tokyo

SPD-Antrag (1993) Antrag der Fraktion der SPD zur Psychotherapeutischen Versorgung gesetzlich Krankenversicherter und Zugang zu den Berufen des Psychologischen Psychotherapeuten und des Kinder- und Jugendlichenpsychotherapeuten. Bundestagsdrucksache 12/5913, Bonn

Stamm O (1981) Kassenärztliche Bundesvereinigung und Ersatzkassen überschreiten mit dem Vertrag über Verhaltenstherapie ihre Kompetenzen. Zentralblatt für Sozialversicherung, Sozialhilfe und Versorgung 36:234

7 Welche Strukturen begünstigen die psychiatrische Rehabilitation?

D. LORENZEN

Die Rehabilitation psychisch Kranker wird nicht nur durch einen Mangel an organisatorischen Strukturen behindert, sondern häufig auch durch eine unsachgemäße Betrachtungsweise der Entscheidungsträger. Die Kostenträger lassen bei ihren oft rein formalistisch oder ökonomisch fundierten Entscheidungen häufig das Schicksal des einzelnen Kranken und die Bedeutung einer auch nur kurzzeitigen Besserung seines Zustandes außer Acht. Ärztlicherseits werden oft unrealistische hohe Erwartungen gestellt, die in der gesellschaftlichen Wirklichkeit nicht zu realisieren sind. Dies alles berge die Gefahr, daß Versuche zur zumindest teilweisen Rehabilitation langzeithospitalisierter chronisch Kranker gar nicht mehr unternommen würden. Wie die Praxis der letzten 20 Jahre in Weinsberg gezeigt habe, sei der Problematik der Patienten am besten ohne genau definiertes „Konzept" über Therapie und Zielrichtung gerecht zu werden. Besondere Bedeutung komme der Betreuung der Patienten außerhalb der Klinik und der Einbindung in ein umfassendes regionales Rehabilitationsangebot zu.

Bevor ich davon sprechen kann, welche Strukturen die psychiatrische Rehabilitation begünstigen, ist es wohl notwendig darauf einzugehen, welche Faktoren eine Rehabilitation ganz im Gegenteil behindern, denn daß zwischen den theoretischen Ansprüchen an eine gelungene psychiatrische Rehabilitation und ihrer Umsetzung in die tägliche Praxis ein tiefer Graben besteht, ist für uns Therapeuten – mehr noch natürlich für die betroffenen Patienten – täglich leidvolle Erfahrung. Ich zitiere auszugsweise aus einem Widerspruchsbescheid der Landesversicherungsanstalt (LVA) Württemberg vom 09.12.1988:

„Nach Überprüfung des medizinischen Sachverhaltes durch den ärztlichen Sachverständigen der LVA Württemberg kam dieser zu der Auffassung, daß Maßnahmen zur medizinischen Rehabilitation nicht erfolgversprechend sind, da das Krankheitsbild der Schizophrenie kaum beeinflußbar sei. Die Ergebnisse im Hinblick auf die Wiedereingliederung in das Erwerbsleben seien gleichbleibend gut bzw. schlecht, unabhängig davon, ob Rehabilitationsmaßnahmen durchgeführt wurden oder eine ambulante Behandlung erfolgte ... Bei der gestellten Diagnose ist eine hinreichende oder längerfristige Besserung der Erwerbstätigkeit durch Maßnahmen zur medizinischen Rehabilitation nicht zu erwarten."

Diese Aussagen beziehen sich wohlgemerkt nicht auf einen bestimmten Patienten, sondern auf schizophrene Erkrankungen im allgemeinen. Begründet werden sie u.a. mit den Ergebnissen wissenschaftlicher Untersuchungen von Huber, Gross und Häfner.

Tropon-Symposium, Bd. IX
Versorgungsstrukturen in der Psychiatrie
Hrsg. F. Reimer
© Springer-Verlag Berlin Heidelberg 1994

Wie kommt es zu solchen Diskrepanzen über Ziele und Möglichkeiten einer psychiatrischen Rehabilitation? Immerhin müßte der eben zitierte Bescheid der LVA je eigentlich die Konsequenz haben, sofort alle Stationen und Einrichtungen zu schließen, die sich mit der Rehabilitation chronisch Schizophrener beschäftigen.

Ich möchte einige Gründe zur Diskussion stellen:

1. Das Sozialgesetzbuch unterscheidet die medizinische, die schulische, die berufliche und die soziale Rehabilitation. Entsprechend übernehmen die verschiedenen Leistungsträger nur Kosten für einen bestimmten Rehabilitationsbereich. Was für körperlich Behinderte noch hingehen mag, nämlich die strikte Trennung dieser Bereiche, geht an der spezifischen Problematik psychischer Erkrankungen völlig vorbei: Entsprechende Rehabilitationsbemühungen müssen gleichzeitig, jedoch in wechselnder Intensität, abhängig von Erfolgen und Rückschritten, in den einzelnen Bereichen durchgeführt werden. Ein solches sozusagen integriertes Verständnis von Rehabilitation ist im Gesetz und damit auch bei den Leistungsträgern nicht vorgesehen.

2. Die Leistungsträger bestehen ferner auf einer zeitlichen Begrenzung der Rehabilitationsmaßnahmen. Diese beträgt selten mehr als 1 Jahr, ist für körperliche Behinderungen möglicherweise angemessen, nicht jedoch für chronisch psychisch Kranke, bei denen häufig erst nach mehrjährigen Rehabilitationsbemühungen zumindest Teilziele erreicht werden können.

3. Unsere Rehabilitationsträger gehen davon aus, daß eine Rehabilitation ökonomisch sinnvoll sein muß, d.h., daß der Nutzen einer Maßnahme, in Geld ausgedrückt, die entstehenden Kosten übersteigen muß. Dies steht ganz offensichtlich im Gegensatz zu einer entsprechenden Definition der WHO, in der es heißt, das sich Rehabilitation nicht lohnen dürfe, daß sie unökonomisch sei und unökonomisch sein müsse, daß Rehabilitation ein Maß dafür sei, wie wir mit den Problemen der ärmsten, der am meisten abhängigen und unterprivilegierten Gruppen in unserer Gesellschaft umgehen (Helander 1979).

Eine Rehabilitation chronisch psychisch Kranker kann im Rahmen eines solchen Ökonomieverständnisses nicht profitabel sein und wird dementsprechend nicht finanziert. Die Rehabilitationsstatistik des Statistischen Bundesamtes besagt, daß es sich bei den im Jahre 1989 durchgeführten etwa 1,4 Mio. Rehabilitationsmaßnahmen (davon bezogen sich ca. 14% auf psychische Erkrankungen) zu etwa 72% ausschließlich um medizinische, zu 2% um ausschließlich berufliche und nur zu 5% um Maßnahmen zur sozialen Wiedereingliederung handelte. Und wenn wir uns ansehen, wer denn nun tatsächlich für die Kosten der Behandlung, Pflege, Betreuung und Rehabilitation psychisch Kranker aufkommt, so zeigt sich einmal mehr, daß die eigentlichen Träger rehabilitativer Maßnahmen in der Bundesrepublik für chronisch psychisch Kranke zumeist ausfallen. Es sind

- zu 43% die öffentliche Hand (vor allem die Kommunen über die Sozialhilfe),
- zu 21% die gesetzliche Krankenversicherung,
- zu 18% die Kranken und ihre unterhaltspflichtigen Angehörigen selbst,
- zu 11% die Rentenversicherung (vor allem Rehabilitationsverfahren für Suchtkranke),

– zu 1% die Bundesanstalt für Arbeit (berufliche Rehabilitation),
– die restlichen 6% verteilen sich auf verschiedene Geldquellen, z.B. Freie Wohl-
 fahrtspflege, Kirchen u.a. (Prognos 1984).
Daß die Träger der Sozialhilfe, also die Kommunen bzw. kommunale Verbände,
diese „Lückenbüßerfunktion" bei ansteigendem Kostendruck nicht gerade bereitwillig ausfüllen, liegt auf der Hand. Zu Lasten der Krankenkassen und natürlich der
betroffenen Patienten werden alle möglichen bürokratischen Spitzfindigkeiten her-
angezogen, um eine Kostenzusage möglichst lange hinauszögern zu können.

4. Diskrepanzen zwischen Anspruch und Wirklichkeit psychiatrischer Rehabilitationsbemühungen finden sich aber durchaus auch bei unseren Experten. Wenn
 man (Rey 1980) ein Rehabilitationsziel dann für erreicht hält, „wenn ein Indivi-
 duum in der Lage ist, unabhängig und eigenverantwortlich einen Arbeitsplatz
 auszufüllen, seinen normalen täglichen häuslichen und familiären Verpflichtun-
 gen nachzukommen und seine Freizeit nach eigenen Wünschen und Bedürfnissen zu gestalten", so ist dies ein Anspruch, dem selbst Gesunde in ihrer selbst-
 verantwortlichen Lebensgestaltung nicht immer gewachsen sein dürften.
 Gerade wenn wir die große Gruppe langzeithospitalisierter chronisch Kranker
 nicht von Rehabilitationsbemühungen ausschließen wollen, werden wir uns auf
 einen sehr viel eingeschränkteren Rehabilitationsbegriff verständigen müssen.

5. Und auf einen letzten Punkt möchte ich hinweisen: einen drohenden Kontakt-
 verlust zwischen unserem Rehabilitationsanspruch und der gesellschaftlichen
 Wirklichkeit.
 Einerseits sind sowohl auf institutionellem als auch auf wissenschaftlichem
 Gebiet eine Reihe zusätzlicher Angebote geschaffen worden, die den Betroffe-
 nen in diesem Ausmaß bisher nicht für möglich gehaltene Chancen eröffnen.

Andererseits verhindert die gegenwärtige Arbeitsmarktsituation in vielen Fällen die
realistische Erprobung der erworbenen sozialen und beruflichen Kompetenzen in
einem anerkannten gesellschaftlichen Bezugsrahmen, für den ein fester Arbeitsplatz
eine, wenn nicht die Hauptquelle sozialer Befriedigung darstellt. Diese Entwicklung
trifft insbesondere psychisch Kranke, die den Anforderungen ihres Arbeitsplatzes
nicht mehr gewachsen sind und die sich trotz beruflicher Trainingsmaßnahmen mit
einer qualitativ verminderten Leistungsfähigkeit abfinden müssen, die unweigerlich
zu einem beruflichen Abstieg führt und die davon ausgehen müssen, daß sie Rück-
fälle erleiden, die – zumindest zeitweise – den mühsam erreichten Leistungsstand
erneut reduzieren. In einer Phase der Vollbeschäftigung fanden sich auch für diese
Menschen „Nischen" auf dem Arbeitsmarkt. Heute sind sie daraus in der Regel durch
leistungsfähigere Mitarbeiter verdrängt, sofern der Arbeitsplatz nicht überhaupt weg-
rationalisiert wurde. Auf jeden Fall hat die Phase der Vollbeschäftigung zu einer opti-
mistischeren Einschätzung der Rehabilitationschancen chronisch psychisch Kranker
geführt, als bei einer realistischen Betrachtungsweise zu verantworten war: Es zeigt
sich nun, daß solche „Rehabilitationserfolge" weniger auf unseren rehabilitativen
Bemühungen beruhen, als auf günstigen konjunkturellen Bedingungen. Für die
psychiatrische Rehabilitation liegt in dieser Entwicklung die Gefahr, daß immer aus-
gefeiltere Programme in immer kompetenteren Institutionen zwar zu einer absoluten
Erhöhung entsprechender sozialer und beruflicher Fertigkeiten führen, daß diese sich

aber nicht auf realistische gesellschaftliche Bedingungen anwenden lassen und daher zum Selbstzweck werden. Schon heute bieten wir ein geschlossenes Rehabilitationssystem an, das ohne Bezug zur sozialen und beruflichen Wirklichkeit existieren kann.

Zwar haben wir keine Alternativen, da sich allgemein-gesellschaftliche Bedingungen in der Regel nicht von heute auf morgen und schon gar nicht aufgrund berechtigter Bedürfnisse psychisch Kranker ändern; den im Rahmen rehabilitativer Programme tätigen Experten sollte dieser ungesunde Zustand aber immer bewußt sein, damit er die tatsächliche Situation chronisch psychisch Kranker nicht an seinen vermeintlich einwandfrei operationalisierten Erfolgskriterien mißt, die häufig nur einer trügerischen Selbstbestätigung dienen. Nicht ohne Grund wissen wir letztlich so wenig darüber, was die nicht nur von ihrer Erkrankung, sondern auch von unseren therapeutischen Interventionen Betroffenen tatsächlich von unseren gutgemeinten Bemühungen halten und wie sie die Erfolge unserer Behandlungstechniken einschätzen.

Uns fehlt eine grundlegende Einigung darüber, was für den Kostenträger, für den Träger rehabilitativ orientierter Institutionen, für die in rehabilitativen Einrichtungen tätigen Mitarbeiter und nicht zuletzt für die betroffenen Patienten eigentlich unter „Rehabilitation" zu verstehen sei. So lange zwischen den einzelnen Leistungsträgern ständig negative Kompetenzkonflikte ausgetragen werden, solange die künstliche Trennung zwischen verschiedenen Rehabilitationsbereichen aufrechterhalten wird, solange der Nutzen von Rehabilitationsmaßnahmen größer sein muß als ihre Kosten, solange Rehabilitationsziele und Behandlungsdauer ohne Berücksichtigung der oft nach eigenen Gesetzen verlaufenden psychischen Grunderkrankung festgeschrieben werden, solange Rehabilitationsziele unrealistisch hoch angesetzt werden, solange wird es uns nicht gelingen, adäquat mit den Problemen unserer psychisch Kranken umzugehen.

Wie können wir es schaffen, trotz dieser mißlichen Ausgangslage eine sinnvolle Arbeit für unsere Patienten zu leisten, wie gehen wir beispielsweise in Weinsberg mit dieser Problematik um? Wir bemühen uns seit Anfang der 70er Jahre, rehabilitative Konzepte bei der Betreuung chronisch psychisch Kranker einzusetzen. In diesen mittlerweile fast 20 Jahren hat es sich herausgestellt, daß wir die Problematik unserer Patienten eigentlich am besten ohne genau definiertes „Konzept" gerecht werden konnten. Unser Klientel ist so unterschiedlich, ihre Probleme so vielgestaltig, daß ein solches Konzept nur einem kleinen Teil unserer Patienten gerecht werden könnte, der größere Teil dagegen – und sicherlich nicht derjenige mit der besseren Prognose – von einer fundierten Behandlung ausgeschlossen bliebe. Wir haben uns aus diesem Grunde immer dafür eingesetzt, daß es keine „Abschiebemöglichkeit" mißliebiger oder schwieriger Patienten auf irgendwelche Langzeitstationen gibt, ferner, daß ein Aufenthalt außerhalb des Krankenhauses grundsätzlich einer Langzeithospitalisation im Krankenhaus vorzuziehen ist.

Unsere Abteilung besteht derzeit aus 5 Stationen: 4 Stationen übernehmen Patienten aus dem Akutbereich, deren akute Symptomatik weitgehend abgeklungen ist, bei denen jedoch aus beruflichen oder sozialen Gründen Rehabilitationsmaßnahmen erforderlich sind. Diese Stationen sind sektorisiert und damit für einen bestimmten Teil unseres Versorgungsgebietes zuständig. Die Sektorisierung führt einmal zu einer kontinuierlichen Betreuung durch ein „ähnliches" Behandlungsteam bei wiederholten Behandlungsphasen (von denen man bei unserer Klientel in der Regel ausgehen kann), sie dient ferner der besseren Verknüpfung zwischen der jeweiligen Station und den außerstationären Betreuungsangeboten durch niedergelassene Nervenärzte, Gesundheitsämter, Sozialpsychiatrische Dienste usw. und sie führt – last but not least – zu einer von uns gewünschten zufälligen Verteilung der Patienten auf die Stationen, um bestimmten Vorlieben oder Abneigungen der Stationsteams oder versteckten Beziehungskanälen einen Riegel vorzuschieben. Ausnahmen sind jederzeit möglich.

Dieses Konzept ist auch in unserem Hause nicht unumstritten: Eine hochspezialisierte Rehabilitationsstation mit entsprechend motivierten Patienten und prognostisch günstigen Verläufen wird möglicherweise den Rehabilitationserfolg bei einigen Patienten erhöhen, vielleicht auch die Arbeitszufriedenheit einiger Mitarbeiter verbessern, führt aber zwangsläufig zu einer Abwertung der anderen Rehabilitationsstationen, die nur mit geringen Mitteln und schwierigeren Patienten zurechtkommen müssen. Unsere Erfahrungen haben gezeigt, daß sich bei unserer Vorgehensweise die Nachteile durchaus in Grenzen halten, sich gleichzeitig aber die Rehabilitationschancen der stärker behinderten Patienten deutlich erhöhen. Es ist unmittelbar einsichtig, daß in einer Gruppe von 25 Patienten, wie wir sie auf jeder Station haben, ein gewisser Prozentsatz von stärker behinderten, weniger angepaßten, oft auch störenden Patienten eher integriert wird, daß sich das Behandlungsteam für diese Patienten eher motiviert einsetzt als dies möglich wäre, wenn alle schwierigen Patienten auf einer Station konzentriert würden. Eine weitere kleine Station mit 8 Behandlungsplätzen hat sich unabhängig von der Sektorisierung auf solche Patienten spezialisiert, die in absehbarer Zeit in eine weiterführende Rehabilitationseinrichtung oder z.B. in eine Wohngemeinschaft verlegt werden und auf die dort gestellten Anforderungen (Haushaltsführung, Einkaufen, Freizeitgestaltung usw.) vorbereitet werden.

Worin im einzelnen unsere Behandlungsangebote bestehen, kann an dieser Stelle nicht ausführlich dargestellt werden. Entsprechend den Leistungseinbußen und sozialen Behinderungen unserer Patienten konzentrieren wir uns auf ein gestuftes Arbeitstraining, das Training verschiedener sozialer Kompetenzen, ein modifiziertes, integriertes, psychologisches Trainingsprogramm für chronisch psychisch Kranke nach Brenner, den Aufbau genuß- und gesundheitsfördernder Verhaltensweisen, eine intensive Angehörigenarbeit und die Vorbereitung außerstationärer Kontakte nach der Entlassung (Sozialpsychiatrischer Dienst, begleitende Hilfe im Arbeitsleben u.a.). Alle diese Bemühungen dienen dazu, Copingstrategien und Bewältigungsmechanismen zu fördern und die Kompetenzen, mit der eigenen chronischen Erkrankung umzugehen, zu erhöhen.

Die rehabilitativen Maßnahmen in unserem Hause sind selbstverständlich nur Teil eines umfassenderen Rehabilitationsangebotes in unserer Region. Hier werden erste Weichen für ein vorläufiges Rehabilitationsziel gestellt, hier entscheidet sich, ob eine Rehabilitationsbehandlung relativ kurzfristig abgeschlossen werden kann oder ob längerfristige Interventionen in Wohngemeinschaften, speziellen Rehabilitationseinrichtungen, Werkstätten oder Heimen erforderlich sind.

Wir sind in der glücklichen Lage, daß wir in unserem Versorgungsgebiet mit einer Reihe von Einrichtungen und ambulanten Diensten zusammenarbeiten können, die entsprechend den individuellen Behinderungen unserer Patienten ein differenziertes Rehabilitationsangebot vorhalten. Ich beziehe hier ausdrücklich auch spezielle Heime für chronisch psychisch Kranke ein, die, wenn sie gewissen Qualitätsansprüchen genügen, gerade schwerstbehinderten chronisch psychisch Kranken durchaus noch Rehabilitationschancen bieten. Wenn in letzter Zeit wieder vermehrt propagiert wird, daß chronisch psychisch Kranke in die Langzeitbereiche der Psychiatrischen Krankenhäuser gehören, weil sie dort „am besten aufgehoben seien", weil sie dort „ein Heimatrecht" hätten, so mag das vielleicht primär mit dem schlechten Gewissen einiger Krankenhäuser zusammenhängen, die sich nicht gescheut haben, sich eines großen Teils ihrer chronisch Kranken durch Verlegung in mehr oder weniger obskure Heime, weit entfernt von ihrem ursprünglichen Wohnort, zu entledigen, andererseits mögen hier auch Ängste um den Verlust von Arbeitsplätzen bei weiterer Bettenreduzierung in den Krankenhäusern eine Rolle spielen. Unsere Erfahrungen sprechen dafür, daß qualifizierte Heime diesen Kranken mehr Entwicklungsmöglichkeiten als jede noch so gut geführte Langzeitstation innerhalb des Krankenhauses bieten.

Letztendlich entscheidet nicht ein Konzept – und sei es noch so gut durchdacht – über den Erfolg unserer Arbeit, sondern ein paar ganz simple Kriterien: Wie viele Patienten können wir in welcher Zeit voll oder teilweise rehabilitieren, wie viele Patienten können wir den Arbeitsplatz erhalten, wie viele können wir in einer psychotischen Krise vor einer erneuten Aufnahme in die Psychiatrie bewahren?

Und hier ist alles andere als eine „Rehabilitationseuphorie" angebracht. Seit Bestehen unserer Rehabilitationsabteilung (1976) sind auf den entsprechenden Stationen etwa 7000 Patienten betreut worden. Ganz grob werden innerhalb eines Jahres ca. 50% unserer Patienten nach entsprechenden mittelfristigen Rehabilitationsbemühungen bis zu einem Jahr wiederum nach Hause entlassen, 15% werden in spezielle Rehabilitationseinrichtungen verlegt, weitere 10% in Heime, 5% in den Tagklinikstatus und 5% in von uns betreute Wohngemeinschaften. Die restlichen 15% mußten aufgrund der Verschlechterung ihres Krankheitsbildes wieder auf die Akutstation zurückverlegt werden.

Sehen wir uns nur einmal das Kriterium „Arbeitsplatz" an, so konnten 40 bis 50% dieser Patienten bei der Entlassung als beruflich integriert gelten. Verfolgt man dieses zunächst doch recht ermutigende Ergebnis weiter, so haben sich – wie unsere katamnestischen Untersuchungen zeigen (vgl. Lorenzen 1989; Reimer et al. o.J.) – die Verhältnisse 4 Jahre später deutlich verschlechtert: Nur noch die Hälfte derjenigen, die bei der Entlassung einen Arbeitsplatz hatten, konnten ihn in dieser Zeit tatsächlich halten. Hier dokumentiert sich ein beruflicher Abstiegsprozeß, der einerseits sicherlich Folge des nur mangelhaft zu beeinflussenden Krankheitsverlaufs ist, andererseits aber einen Mangel an differenzierten und qualifizierten Nachbetreuungsangeboten deutlich macht, der durch geeignete Gegenmaßnahmen durchaus positiv zu beeinflussen wäre. So konnte die modellhafte Erprobung eines Fachdienstes „Nachgehende Betreuung psychisch Kranker am Arbeitsplatz" in unserem Hause schon nach kurzer Zeit seine Effektivität so überzeugend unter Beweis stellen, daß ein solches Angebot nun regulär über die Ausgleichsabgabe finanziert wird.

Sieht man sich die entsprechenden Verhältnisse in speziellen Rehabilitationseinrichtungen an, in die wir etwa 15% unserer Patienten entlassen und in denen durchweg längerfristige Rehabilitationsmaßnahmen bis zu mehreren Jahren durchgeführt werden, so sinkt der Anteil teil- oder volleingegliederter Rehabilitanden naturgemäß weiter ab (Tabelle 1). Schelling mußte in einer katamnestischen Untersuchung aus

Tabelle 1. Katamnese psychiatrischer Rehabilitanden. (Aus Schelling 1983)

Beschützt wohnen unbeschützt	Mietwohnung, Eigentumswohnung	11,3%		
	Wohnen bei Angehörigen; Untermiete; Hotel; Pension	34,5%	wohnungsmäßig jedoch jedoch nicht beruflich eingegliedert: 13,2%	voll eingegliedert: 21,6%
	Therapeutische Wohngemeinschaft	8,4%		
	Übergangswohnheim; Internat eines BBW	12,8%		
	Psychiatr. Langzeiteinrichtung	10,6%	weder beruflich noch wohnungsmäßig eingegliedert: 52%	beruflich, jedoch nicht wohnungsmäßig eingegliedert: 13,2%
	Krankenhaus; Klinik; Pflegeheim; Vollzugsanstalt	22,4%		

100%

beschützt Arbeiten unbeschützt	ohne Beschäftigung; Beschäftigungs- oder Arbeitstherapie; unbezahlte Arbeitserprobung	55,1%
	Arbeits- und Berufsförderungsmaßnahmen; Berufsfindung	9,6%
	Arbeitsplatz in Behinderten-Werkstatt; Berufsförderungswerk; Führung eines Haushalts	17,6%
	Normale Ausbildung; Studium; Wehrdienst	–
	Schwerbehindertenarbeitsplatz in der freien Wirtschaft	17,7%
	Beschäftigung auf dem allgemeinen Arbeitsmarkt	–

dem Rudolf-Sophien-Stift in Stuttgart für das Jahr 1983 4–36 Monate nach der Entlassung eine Mißerfolgsquote von 52% konstatieren. Nur 20% der Rehabilitanden waren voll eingegliedert. Abgesehen davon, daß das Ergebnis heute – bei wie erwähnt verbessertem Rehabilitationsangebot – sicherlich noch negativer ausfallen würde, weisen diese Zahlen einmal mehr auf die Diskrepanz zwischen Anspruch und Wirklichkeit der Rehabilitation psychisch Kranker hin. Katamnestische Erhebungen zum sozialen Status unserer ehemaligen Patienten lassen eher noch geringere Erfolgsquoten befürchten.

Ist demnach das eingangs erwähnte Votum der LVA Württemberg, daß Rehabilitationserfolge bei Schizophrenen nicht nachzuweisen seien, gar nicht falsch?

Sicherlich nicht! Was falsch ist, sind die Ansprüche, die unsere Gesellschaft, aber auch wir selbst als Experten, an die Rehabilitation psychisch Kranker stellen. Ich plädiere für eine differenzierte Betrachtungsweise, für die Auseinandersetzung mit dem einzelnen Lebensschicksal. Und da ist jeder Tag, an dem ein Patient seinen Arbeitsplatz ausfüllen kann, jeder Tag, den er in seiner eigenen Wohnung oder in der Wohngemeinschaft verbringen kann, jeder Tag, den er nicht in der Klinik verbringen muß, ein gewonnener Tag und damit ein Rehabilitationserfolg.

– Ein realistischer Rehabilitationsbegriff der Kostenträger und der Therapeuten.
– Die Vermeidung von Ausgrenzung vermeintlich nicht rehabilitierbarer Problem-
  fälle.
– Ein Behandlungskonzept, das den Bedürfnissen des Patienten, nicht dem der
  Therapeuten dient.
– Ein differenziertes Angebot komplementärer, nachsorgender und ambulanter
  Dienste, die in einem sogenannten „Gemeindepsychiatrischen Verbund" inte-
  griert sind und nicht gegeneinander, sondern miteinander arbeiten.
– Selbstkritische Reflektion der Ergebnisse unserer Arbeit bzw. wie die Qualität
  unserer Arbeit zu sichern ist.

Literatur

Helander E (1979) The activities of WHO in rehabilitation. Int J Rehabil Res (Suppl 1) 2:11–13
Lorenzen D (1989) Praxis der psychiatrischen Rehabilitation. Enke, Stuttgart
Prognos (Hrsg) (1984) Modellprogramme Psychiatrie – Finanzierung von Einrichtungen und Dien-
  sten. Poller, Stuttgart
Reimer F, Kunow J, Kuhnt S (oJ) Berufliche Wiedereingliederung von schwerbehinderten psychisch
  Kranken. Bonn: Bundesministerium für Arbeit und Sozialordnung (Forschungsbericht 195)
Rey ER (1980) Schizophrene Störungen. In: Wittling W (Hrsg) Handbuch der Klinischen Psycholo-
  gie, Bd 4. Therapie gestörten Verhaltens. Hoffmann & Campe, Hamburg, S 355–389
Schelling U (1983) Eine katamnestische Untersuchung psychiatrischer Rehabilitanden. Arbeitsge-
  staltung für Behinderte 4:13–15
Tews HP, Wöhrl HG (1981) Behinderte in der beruflichen Rehabilitation. Beltz, Weinheim
Statistisches Bundesamt Statistisches Jahrbuch 1992 für die Bundesrepublik Deutschland, Wies-
  baden

8 Forschungsansätze und Theoriebildung in der psychiatrischen Familienpflege

P.-O. Schmidt-Michel und M. Konrad

Im Rahmen einer Verlaufsstudie wurden in Ravensburg-Weißenau seit 1985 etwa 100 chronisch psychisch Kranke in Familienpflege gegeben und die Entwicklung ihrer sozialen Behinderung mit der von langzeithospitalisierten Patienten verglichen. Während im ersten Jahr systematische Verbesserungen der sozialen Behinderung beobachtet wurden, war über einen Zeitraum von zwei Jahren eine Überlegenheit gegenüber stationärer Behandlung nicht mehr nachweisbar. Wie sich zeigte, verläuft die Besserung von Patienten mit niedrigeren Behinderungswerten langsam, dafür aber kontinuierlich. Im Gegensatz dazu verbessert sich der Zustand psychisch schwer kranker Patienten zunächst besonders deutlich, um sich dann wieder zu verschlechtern. Welche Prozesse dafür verantwortlich sind, ist wegen der außerordentlichen Komplexität der Situation bei der Familienpflege noch nicht klar auszumachen. Vermutlich dürften aber Beziehungsmuster (diffus in der Familie, spezifisch in der Klinik) und die Bedeutung und Bewältigung der ständigen Grenzüberschreitungen sowohl seitens des Kranken als auch der Gastfamilie eine wichtige Rolle spielen.

8.1 Einleitung

Unter psychiatrischer Familienpflege wird die Betreuung psychisch kranker Menschen in verwandtschaftlich nicht verbundenen Familien – von uns als Gastfamilien bezeichnet – verstanden. Die Gastfamilien erhalten einen monatlichen Geldbetrag für die Versorgung und Betreuung des psychisch kranken Bewohners – z.Z. ca. DM 1550,– bis DM 1750,– – und bekommen darüber hinaus fachliche Unterstützung durch regelmäßige Hausbesuche eines Mitarbeiters des Familienpflegeteams (vgl. Schmidt 1982).

Als wir im Jahre 1984 in Ravensburg-Weißenau begannen, psychiatrische Familienpflege wiederzubeleben, konnten wir trotz ihrer imponierenden Tradition nur wenige Belege für ihre therapeutische Qualität finden. Wir sahen von Anfang an die psychiatrische Familienpflege als eine alternative Möglichkeit der Betreuung und Therapie schizophrener Patienten.

Tropon-Symposium, Bd. IX
Versorgungsstrukturen in der Psychiatrie
Hrsg. F. Reimer
© Springer-Verlag Berlin Heidelberg 1994

8.2 Zur therapeutischen Wirksamkeit der psychiatrischen Familienpflege

Wo konnten wir historische Ansätze für die therapeutische Qualität der Familienpflege finden? Edmund Neuschler, Psychiater an der Pflegeanstalt Zwiefalten, hat nach einem Besuch der „Irren-Colonie Gheel" 1867 einen euphorischen Brief an den Herausgeber des Journal of Mental Science geschrieben, in dem er die Vorteile der Familienpflege herausstreicht und ihre allgemeine Umsetzung in Deutschland fordert. Seinen Höhepunkt findet der Brief in folgendem Satz: „Wer von uns, der jahrelang in einer öffentlichen Anstalt gelebt hat, war nicht oft von Mitgefühl getragen gegenüber den traurigen Bedingungen ihrer Insassen und den vielfachen Einschränkungen, die sie zu ertragen haben – nicht als unvermeidbare Konsequenz ihrer Krankheit, sondern ausschließlich aufgrund des Behandlungssystems, dem sie unterworfen sind?" (Neuschler 1867, S. 32). Die Beschreibung der krankmachenden Bedingungen der psychiatrischen Anstalt verweist auf die Diskussion über den Hospitalismus in den 70er Jahren (Finzen 1974). Viele Irrenärzte, die in der Mitte des 19. Jahrhunderts Geel besucht haben, formulieren eine entsprechende Kritik des Hospitalismus (vgl. Schmidt 1982). Dies zeigt, daß die Hospitalismuskritik kein originärer Beitrag der modernen psychiatrischen Reformbewegung ist (vgl. auch Scull 1980, S. 115–143), sondern durch die Praxis der damaligen Familienpflege hervorgebracht wurde.

War der milieutherapeutische Ansatz bei Neuschler auf die Vermeidung oder Revision von Hospitalismuserscheinungen beschränkt, ging der damalige ärztliche Direktor der Heil- und Pflegeanstalt Rossegg (Schweiz), Tramer, einen Schritt weiter. In einem Beitrag in der Psychiatrisch-Neurologischen Wochenschrift von 1928 geht er auf die „psychotherapeutische Bedeutung der Familienpflege ein". Er beschreibt die Pathologie einer schwerkranken, psychotischen Patientin, begründet den Entschluß, sie in Familienpflege zu vermitteln und schildert detailliert die Interaktion zwischen Patientin und Gastfamilie. Er stellt plausibel dar, welche Fortschritte die Patientin infolge des kommunikativen Zugangs zu den Mitgliedern der Gastfamilie, insbesondere den Kindern, machte und wie sie sich schrittweise so weit verselbständigte, daß sie nach einem Jahr wieder ein eigenständiges Leben führen konnte.

„Die familiäre Kranksinnigenpflege gewährt den Kranken das, was die prachtvollste und bestgeleitete Anstalt der Welt niemals gewähren kann, die volle Existenz unter Gesunden, die Rückkehr aus einem künstlichen und monotonen in ein natürliches, soziales Medium, die Wohltat des Familienlebens" (Griesinger 1868, S. 36f).

Dieser vielzitierte Satz erscheint auf den ersten Blick plausibel und für die heutige Zeit zutreffend. Bestätigen nicht die neueren soziologischen Untersuchungen zu den strukturellen Problemen psychiatrischer Kliniken die Worte Griesingers in eindrucksvoller Weise? Die Untersuchung „Alltag in der Anstalt" (Fengler u. Fengler 1984) konnte z.B. nachweisen, daß selbst eine Klinik, die von einem der führenden deutschen Sozialpsychiater geleitet wurde, ihre starre Struktur nur so weit überwunden hat, daß das Milieu als therapeutisch bezeichnet werden konnte. Griesingers Diagnose der künstlichen Atmosphäre in einer psychiatrischen Klinik kann seitens der Soziologie totaler Institutionen sicherlich sein Plazet erhalten (vgl. Goffmann 1972).

Wie steht es jedoch mit der Diagnose der Familie? Griesinger spricht von einem „natürlichen sozialen Medium". Für die bäuerliche Familie des frühen 19. Jahrhunderts mag das zugetroffen haben: Die Familie war noch eine Einheit von Lebens- und Produktionsgemeinschaft, die Sozialisation der Kinder erfolgte in einem hohen Maß im Rahmen des Familienmilieus. Diese „natürlichen" Bedingungen haben sich aber dramatisch gewandelt. Die moderne Familie hat einen Großteil ihrer Funktionen an Bildungsinstitutionen und andere spezialisierte Einheiten abgegeben und kann tendenziell als „ein auf Emotionalität reduzierter Intimzusammenhang" (Brose u. Hildenbrand 1988) betrachtet werden. Der zunehmende Zwang zur Individualisierung führt in der Familie zu dem Resultat, daß eine gemeinsame Orientierung zunehmend schwerer zu erreichen ist. Die sprunghaft gestiegene Scheidungsrate, die in Großstädten die 50%-Marke längst überschritten hat, ist die sichtbarste Konsequenz dieser Schwierigkeit. Im Binnenmilieu der Familie entwickelt sich zunehmend eine Dynamik, die Sennett (1983) die „Tyrannei der Intimität" genannt hat. Von der „Wohltat des Familienlebens" also keine Spur?

Die Diagnosen der Soziologen über den Zustand der Familie in der modernen Gesellschaft haben sicher hohe Evidenz. Es stellt sich dann allerdings die Frage, weshalb es möglich ist, die Familienpflege auch in der modernen Gesellschaft erfolgreich zu betreiben. Vielleicht sind die Gastfamilien, die von den Projekten in Deutschland gefunden wurden, überbleibsel einer traditionellen Gesellschaftsform. Dies würde allerdings den langfristigen Bestand dieser Versorgungsform in Frage stellen (vgl. Roosens 1985). Vielleicht ist jedoch auch Griesingers harmonische Konzeption der Familienpflege verfehlt. Möglicherweise brauchen psychisch Kranke, die unter den unsicheren Bedingungen der modernen Gesellschaft aufgewachsen sind, nicht die „Wohltat des Familienlebens", sondern die Zweigleisigkeit von annehmender Integration und autonomisierender Konfliktorientierung seitens der Gastfamilie.

8.3 Evaluation der therapeutischen Wirksamkeit der psychiatrischen Familienpflege

Seit 1985 wurden zwischenzeitlich in unserem Einzugsgebiet (400 000 Einwohner) ungefähr 100 chronisch psychisch kranke Menschen in die Familienpflege aufgenommen. Zu Beginn des Projekts wurden vorwiegend sehr lang hospitalisierte Patienten von Langzeitstationen des PLK Weißenau aufgenommen, in der Zwischenzeit werden vermehrt jüngere chronische Patienten vermittelt. Es werden grundsätzlich nicht mehr als zwei Patienten an eine Gastfamilie vermittelt, da ansonsten der familiale Charakter der Integration außer Kraft gesetzt würde. Die Bewohner sind in der Regel während des ganzen Tages mit der Gastfamilie zusammen, nur einige wenige arbeiten in einer Werkstatt für Behinderte. Ein Teil der Bewohner lebt in Bauersfamilien und leistet eine gewisse Mithilfe auf dem Hof, andere beteiligen sich etwas an der Hausarbeit, beschäftigen sich mit den Kindern der Gastfamilie oder beschränken sich auf mehr oder weniger sinnvolle Freizeitbestätigungen. Zur Zeit leben 48 Patienten in Gastfamilien (1993).

Nun zu unserer Verlaufsstudie (Schmidt-Michel et al. 1987), in der wir Bewohner in Familienpflege mit Patienten auf Langzeitstationen im Hinblick auf ihre soziale Behinderung zwei Jahre lang miteinander verglichen haben: Die Daten wurden bei den Familienpflege-Projekten in Ravensburg-Weißenau, Bad Schussenried und Zwiefalten erhoben. Die Stichprobengröße beträgt 51 Bewohner. Es wurde ver-

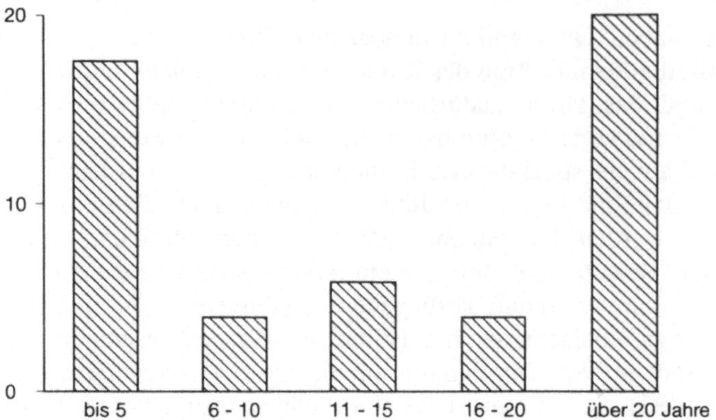

Abb. 1. Gesamtdauer der Hospitalisierung

sucht, jedem Bewohner einen Kontrollpatienten zuzuordnen, der in den wesentlichen soziodemographischen und psychopathologischen Variablen mit ihm übereinstimmt. Leider ist dies nur in 30 Fällen gelungen. Das zentrale Maß für den Erfolg war der Grad der sozialen Behinderung, der mit der DAS gemessen wurde (vgl. Schmidt-Michel, unveröff. Habilitationsschrift, Universität Ulm 1992).

Die Therapiegruppe läßt sich wie folgt charakterisieren: (vgl. Abb. 1, 2). Es handelt sich durchgehend um ein schwer chronifiziertes Klientel, das häufig nicht in außerstationäre Einrichtungen vermittelt wird und bei dem therapeutische Strategien nicht mehr thematisiert werden. Es gibt eine Zweiteilung des Klientel in sehr lang hospitalisierte und sog. neue chronische Patienten.

Zu dem Evaluationsmaß „soziale Behinderung" (vgl. Abb. 3):
1. Das Matching zwischen Therapie- und Kontrollgruppe ist gut gelungen; beide Gruppen haben während des stationären Stichdatums das gleiche Ausmaß sozialer Behinderung.

Abb. 2. Diagnose

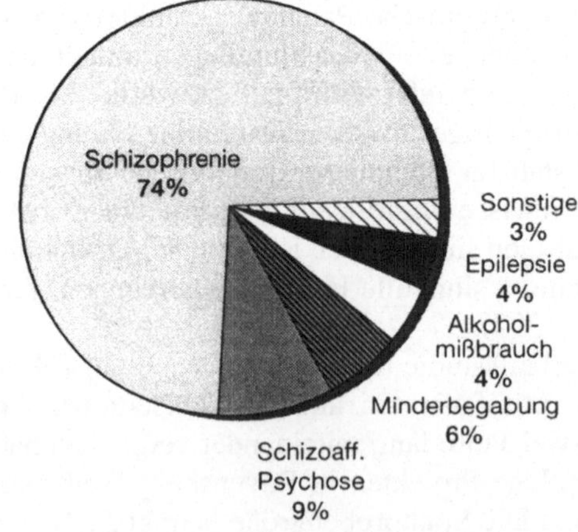

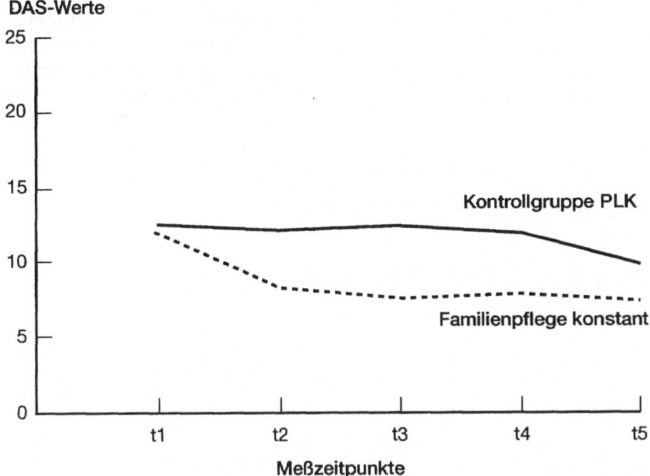

Abb. 3. DAS-Summenscore Familienpflege konstant versus Kontrollgruppe

2. Bis zum Zeitpunkt t3, also ein Jahr nach der Entlassung, ergibt sich eine deutli-
    che Verbesserung der Therapiegruppe gegenüber der Kontrollgruppe, die zu die-
    sem Zeitpunkt auch statistisch signifikant ist.
3. Nach t3 tritt bei der Therapiegruppe eine Stagnation oder positiver gesprochen
    eine Stabilisierung des erreichten Niveaus ein, während bei der Kontrollgruppe
    zwischen t4 und t5 eine positive Entwicklung der Behinderungswerte eintritt, die
    nahezu an das Niveau der Therapiegruppe reicht.

Ergebnis: In der Familienpflege können systematische Verbesserungen der sozialen
Behinderung beobachtet werden, die sich während des ersten Jahres einstellen. Über
den Gesamtverlauf von zwei Jahren ergibt sich keine Überlegenheit der Familienpflege gegenüber dem stationären Aufenthalt, wobei jedoch hier noch keine Aussage
über die jeweilige Lebensqualität gemacht werden kann.

*Betrachten wir die Entwicklung der Behinderungswerte bei der Therapiegruppe
etwas genauer* (vgl. Abb. 4): Hier lassen sich einige interessante Entwicklungen fest-
stellen.

1. Bei Bewohnern, die mit niedrigen Behinderungswerten beginnen, ergibt sich in
    der Familienpflege eine langsame, aber kontinuierliche Verbesserung.
2. Bei Bewohnern, die mit hohen Behinderungswerten beginnen, ergibt sich
    während des ersten Jahres eine drastische Verbesserung, die zu einer deutlichen
    Verringerung des Abstandes zwischen den beiden Gruppen führt.
3. Nach einem Jahr steigt die Behinderung wieder deutlich an, bleibt allerdings auf
    einem Niveau unterhalb der Behinderung während des stationären Aufenthaltes.

Ergebnis: Die Gastfamilien sind bei psychisch schwer behinderten Patienten offensichtlich in der Lage, deutliche Verbesserungen zu induzieren. Dies ist bemerkenswert, da psychiatrische Langzeitstationen gerade bei diesem Klientel meist überhaupt
keine Veränderungen mehr erreichen. Nach einem Jahr scheint sich der hohe Einsatz
während des ersten Jahres bemerkbar zu machen: Ein „burn-out" scheint sich einzu-
stellen, und der Ausschluß aus der Familie droht oder fand real statt. Über solche Pro-

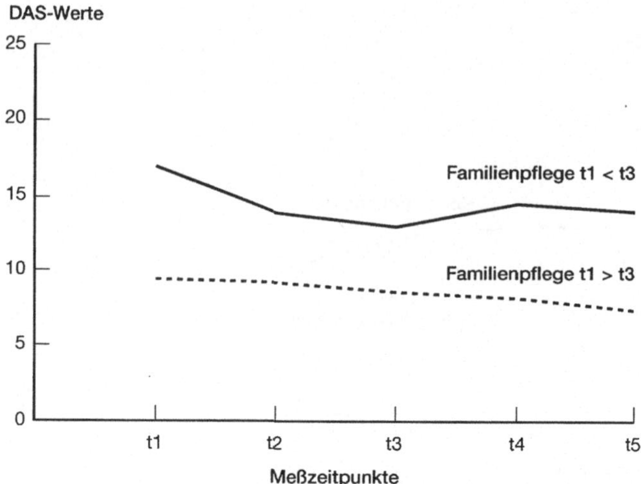

Abb. 4. DAS-Summenscore Patienten mit höheren versus Patienten mit niedrigeren Behinderungswerten in Familienpflege

zesse konnten wir jedoch bisher keine genauen Angaben machen. Die Situation Familienpflege scheint einen derart hohen Komplexitätsgrad zu besitzen, daß die gängigen quantifizierenden Methoden lediglich den trivialen Sachverhalt erfassen können, daß Familienpflege zumindest genauso effektiv ist wie eine psychiatrische Langzeitstation.

Wir wollen daher den Versuch machen, daß System Gastfamilie qualitativ (soziologisch) zu beschreiben.

8.4 Neue Hypothesenbildung

Die Gastfamilie ist zunächst einmal eine Familie. Diese Aussage ist trivial. Sie verweist aber auf die Tatsache, daß sich eine Gastfamilie nicht als psychiatrische Einrichtung definiert, die sie durch die Teilnahme an dem Projekt Familienpflege zwangsläufig wird. In der Alltagspraxis wird sie aber auch nach der Aufnahme eines psychisch Kranken nach den Regeln einer Familie funktionieren, die sich von den Regeln einer psychiatrischen Einrichtung deutlich unterscheiden. Mit dem Soziologen Talcott Parsons können Beziehungsmuster in der Gastfamilie als diffuse Sozialbeziehungen klassifiziert werden, während in der psychiatrischen Einrichtung Muster der spezifischen Sozialbeziehung relevant sind. In diffusen Sozialbeziehungen ist jeweils die ganze Person gefragt, in spezifischen Sozialbeziehungen handeln die Personen als Rollenträger. In der Funktion als Rollenträger sind die Personen prinzipiell austauschbar. Ihre Handlungskompetenzen erwerben sie mit Hilfe spezifischer Berufsausbildungen, z.B. als Sozialarbeiter, Krankenschwester usw. Die Handlungskompetenz in der diffusen Sozialbeziehung resultiert hingegen aus der Persönlichkeit der handelnden Person. In diesem Sinne stellt die Gastfamilie den Idealtyp der Milieutherapie dar, indem „das Insgesamt der Alltagssphären, in denen Menschen fraglos, undistanziert und unreflektiert handeln", therapeutisch wirkt.

Grenzüberschreitungen (vgl. Abb. 5) sind bei schizophrenen Menschen sicherlich ein Problem, die das Zusammenleben mit ihnen zu einer permanenten Heraus-

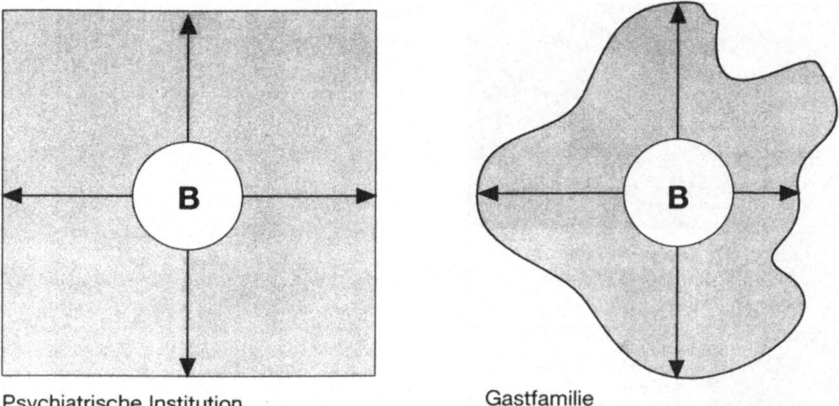

Abb. 5. Grenzerfahrungen im Rahmen spezifischer und diffuser Sozialbeziehungen

forderung machen. Bei chronisch Schizophrenen nehmen die Grenzüberschreitungen im Bereich der Negativsymptomatik den größten Raum ein. Nun macht es aber deutliche Unterschiede, ob die Grenzüberschreitung innerhalb eines Settings mit diffuser oder spezifischer Sozialbeziehung erfolgt. In einem psychiatrischen Wohnheim bzw. einer Station sind die Regeln von vornherein festgelegt und für alle verbindlich. Sie zu ändern erfordert eine Vielzahl von Besprechungen und Supervisionssitzungen. Der psychisch kranke Bewohner weiß, wann er an die Grenze des Settings stößt. In der Gastfamilie stehen die Regeln nirgends geschrieben – was nicht heißt, daß keine existieren – und außerdem werden die Regeln ständig neu ausgehandelt. Für den Bewohner bedeutet dies, daß er nicht genau weiß, wann er an die Grenzen stößt und daß er sich an der Aushandlung der Regeln beteiligen kann. Die Familienpflege ist für einen chronisch psychisch Kranken somit eine Verunsicherung – bietet aber gleichzeitig ein Lernfeld für einen adäquaten Umgang mit Grenzen.

Für die Gastfamilie besteht natürlich das Problem, mit den ständigen Grenzüberschreitungen des Bewohners umzugehen und dabei das eigene Familienleben nicht völlig in den Hintergrund drängen zu müssen. Da sie nicht auf ein beruflich vermitteltes Wissen im Umgang mit Schizophrenen zurückgreifen können, müssen die Mitglieder der Gastfamilie auf ihre persönliche Kompetenz zurückgreifen. Die persönliche Kompetenz hat sich wiederum in ihrer individuellen und ihrer familiären Biographie entwickelt, so daß es sinnvoll erscheint, die Familiengeschichte der Gastfamilie in Beziehung zu dem Umgang mit dem psychisch kranken Bewohner zu setzen. Die zentrale Frage wäre: Wie muß die familiengeschichtliche Entwicklung verlaufen, daß eine Familie motiviert ist, einen psychisch Kranken aufzunehmen und mit diesem über Jahre hinweg Konflikte auszuhandeln? M. Konrad ist in seiner Dissertation (Universität Ulm 1992) dieser Frage nachgegangen und seine familiengeschichtlichen Interviews haben gezeigt, daß bei Familien, die sich als Gastfamilie bewerben, eine Leerstelle existiert. Erforscht man das Wesen der Leerstelle bei Gastfamilien, die längere Zeit in dem Projekt verbleiben, etwas genauer, dann stellt sich heraus, daß die Leerstelle durch „biographische Brüche" der Gastfamilie entstanden sind (vgl. Abb. 6).

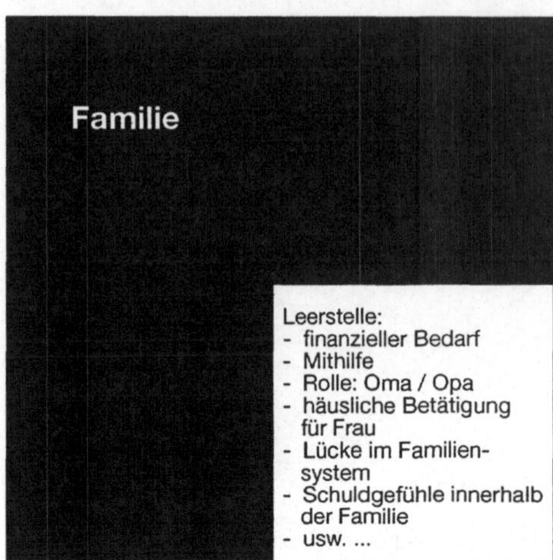

Abb. 6. Motive der Integration eines psychisch Kranken

Ein weiteres Ergebnis dieser qualitativen Studie von Konrad war die potentielle Unterscheidung in veränderungssensitive und veränderungsresistente Gastfamilien. Bei veränderungsresistenten werden die Bedürfnisse der Langzeitpatienten besser berücksichtigt, während für neue chronische Patienten veränderungssensitive Gastfamilien benötigt werden.

Bei der Auswahl solcher Gastfamilien stehen wir forschungstechnisch jedoch am Anfang und sind auf unsere Intention angewiesen.

Literatur

Brose HG, Hildenbrand B (Hrsg) (1988) Vom Ende des Individuums zur Individualität ohne Ende. Leske u Budrich, Opladen

Fengler C, Fengler T (1980) Alltag in der Anstalt. Wenn Sozialpsychiatrie praktisch wird. Eine ethnomethodologische Untersuchung. Psychiatrie-Verlag, Rehburg-Loccum

Finzen A (1974) Hospitalisierungsschäden in psychiatrischen Krankenhäusern. Ursachen, Behandlung, Prävention. Piper, München

Goffmann E (1972) Asyle. Über die soziale Situation psychiatrischer Patienten und anderer Insassen. Surkamp, Frankfurt

Griesinger W (1868) Über Irrenanstalten und deren Weiterentwicklung in Deutschland. Arch Psychol 1:8–43

Konrad/Schmidt-Michel (Hrsg) (1993) Die 2te Familie. Psychiatrische Familienpflege, Geschichte-Praxis-Forschung. Psychiatrie-Verlag, Bonn

Neuschler E (1867) A visit to Gheel. A letter to the editors of the Journal of Mental Science. Translated with remarks by John Sibbald. J Ment Sc 13:20–43

Roosens E (1985) Geel: Europas erste therapeutische Gemeinschaft. In: Cramer M et al. (Hrsg) Gemeindepsychologische Perspektiven der Klinischen Psychologie und Psychotherapie. DGUT-Verlag, Tübingen, S 160–164

Schmidt PO (1982) Asylierung oder familiale Versorgung. Die Vorträge auf der Sektion Psychiatrie der Gesellschaft Deutscher Naturforscher und Ärzte bis 1885. Matthiesen, Husum

Schmidt-Michel PO, Konrad M, Heiter-Metzger B, Schiele G (1987) Die psychiatrische Familienpflege in Ravensburg-Weißenau – Aufbau und erste Erfahrungen. Psychiatr Prax 14:88–97

Scull AT (1980) Die Anstalten öffnen? Decarceration der Irren und Häftlinge. Campus, Frankfurt

Senett R (1983) Verfall und Ende des öffentlichen Lebens. Die Tyrannei der Intimität. Campus, Frankfurt

9 Zukünftige Strukturen psychiatrischer Versorgung – Zwischenbilanz und Perspektiven nach zwei Jahrzehnten Psychiatriereform

A. FINZEN

Vor allem in den vergangenen 10 Jahren sind die Bedürfnisse psychisch Kranker und Behinderter in Bezug auf eine angemessene und sozial gerechte psychiatrische Versorgung weiter differenziert worden. Dies gilt insbesondere für Behandlung, Pflege und Rehabilitation, das Wohnen, die Betätigung durch Arbeit sowie die Teilhabe am gesellschaftlichen Leben. Gerade chronisch psychisch Kranke benötigen aktive „aufsuchende Hilfe", die auf kommunaler Ebene in den unterschiedlichsten Formen zu entwickeln und zu koordinieren ist. Auch in Zukunft werden traditionelle psychiatrische Krankenhäuser zeitgemäß arbeiten können, wenn sie sich verkleinern und differenzieren, spezialisierte Therapien für Sucht- und Alterskranke anbieten und sektorisiert arbeiten. Psychiatrische Abteilungen an allgemeinen Krankenhäusern werden verstärkt die Grundversorgung in ihrem Einzugsgebiet sicherstellen müssen. Auch dem Faktor Zeit kommt eine neue Bedeutung zu: Mit der Frühentlassungspolitik und langfristigen, individuell gestalteten Behandlungs- und Betreuungskonzepten werde die Bedeutung der langen Zeit als therapeutischer Faktor in der Therapie chronisch Kranker wiederentdeckt und genutzt.

9.1 Einleitung

Die Frage nach den künftigen Strukturen *psychiatrischer Versorgung* ist ebenso beliebt wie unverbindlich. Bei jedem Krankenhausjubiläum, jeder Ehrung eines Lebenswerkes, bei jedem Wechsel eines Jahrzehnts, insbesondere aber des Jahrhunderts oder des Jahrtausends, wird sie erneut gestellt. Was kann man tun, um sie einigermaßen seriös zu beantworten?

Drei Möglichkeiten bieten sich an:
1. Man kann das gegenwärtige Versorgungssystem analysieren, seine Stärken und Schwächen herausarbeiten und daraus eine Strategie ableiten, die sich vor allem auf die Überwindung von Schwächen und Mängeln der gegenwärtigen Situation konzentriert.
2. Man kann die historische Entwicklung analysieren und versuchen, Prozesse, die in den vorangegangenen Jahrzehnten wirksam gewesen sind, in die Zukunft zu projizieren und fortzuschreiben.
3. Man kann unabhängig von der gegenwärtigen Situation Wünsche und Hoffnungen, die man hegt, formulieren und auf ihre Realisierbarkeit in der Zukunft prüfen.

Tropon-Symposium, Bd. IX
Versorgungsstrukturen in der Psychiatrie
Hrsg. F. Reimer
© Springer-Verlag Berlin Heidelberg 1994

Völlig unabhängig davon, für welche Möglichkeit man sich entscheidet, sollte man sich darüber im klaren sein, daß die Strukturen der psychiatrischen Versorgung wie die Strukturen des *Gesundheitswesens* ganz allgemein weniger von Erkenntnissen, Wünschen und Hoffnungen der Fachleute, der Betroffenen oder ihren Angehörigen abhängen als von den sozialpolitischen Rahmenbedingungen: Keine gesundheitspolitische Entscheidung der letzten Jahrzehnte haben die staatlichen psychiatrischen Krankenhäuser in ihren Strukturen so sehr verändert wie die Empfehlungsvereinbarung zwischen den Krankenversicherungen und den Rentenversicherungsträgern Ende der siebziger Jahre über die Zuständigkeit für die Finanzierung der Alkoholentzugsbehandlung. Diese Vereinbarung, die unter Ausschluß der psychiatrisch Verantwortlichen getroffen wurde, führte dazu, daß die Entwöhnungsbehandlung jenseits des akuten Entzuges auf Einrichtungen der Rentenversicherungsträger überging und die großen Suchtbereiche der psychiatrischen Krankenhäuser im wahrsten Sinne des Wortes „austrockneten".

Es ist nicht ausgeschlossen, daß die großen gesundheitspolitischen Veränderungen, die das *Gesundheitsstrukturgesetz,* vor allem aber die Pflegeversicherung, ähnlich einschneidende Folgen in anderen Versorgungsbereichen haben werden. Ähnliches gilt für die Drogenpolitik. Hier zeichnet sich während der letzten Jahre eine Aufweichung der Ablehnungsfront gegenüber der Substitutionsbehandlung ab. Es ist keineswegs ausgeschlossen, daß in Deutschland in den nächsten Jahren „Schweizer Verhältnisse" eintreten werden: In Basel, einer Stadt mit 200000 Einwohnern erhalten heute 800 Abhängige Methadon. Dort wird im Frühjahr 1994 voraussichtlich ein Heroinabgabe-Modellprojekt begonnen, in dessen Rahmen jeweils 50 Abhängige mit Heroin, Morphin oder Methadon intravenös versorgt werden. Solche gesundheitspolitische Entscheidungen sind zwingend mit fast revolutionären Veränderungen der konventionellen Versorgungsstrukturen verbunden.

Demgegenüber ist von neuen wissenschaftlichen Erkenntnissen oder der Entdeckung neuer Heilmethoden für die nächsten Jahre kaum eine Revolution zu erwarten. Das gleiche gilt für die Konzeptentwicklung. Zwei Jahrzehnte Psychiatriereform in der Bundesrepublik – die Psychiatrieenquete und der Bericht der Expertenkommission der Bundesregierung zur Reform der Versorgung im psychiatrischen und psychotherapeutisch/psychosomatischen Bereich – haben die derzeit aktuellen Varianten umfassend, um nicht zu sagen erschöpfend durchdiskutiert und dargestellt.

9.2 Leitlinien der *Psychiatriereform*

Die Vorschläge der Expertenkommission oder anderer Reformpapiere mögen im einzelnen umstritten sein. Im Grundsatz aber ist die Schwerpunktverlagerung von der stationären zur teilstationären und ambulanten Behandlung, soweit dies möglich ist, allgemein akzeptiert. Das gleiche gilt für die Schaffung gemeindenaher psychiatrischer Dienste vom Krankenhaus bzw. der Krankenhausabteilung bis zum ambulanten Dienst und der Wohngemeinschaft. Die Leitlinien für die Strukturen seien am Beispiel des Basler Psychiatriekonzepts aus dem Jahre 1989 noch einmal dargelegt, das sich „als Leitbild für die Psychiatriereform im Kanton Basel-Stadt" versteht, gibt die Ziele für die Entwicklung der ambulanten wie der stationären psychiatrischen Dienste durch folgende Leitlinien vor:

1. Die *psychiatrischen Dienste* sollen sich an den Bedürfnissen der psychisch Kranken orientieren. Dazu gehört der Vorrang einer ambulanten Behandlung ebenso wie die Kontinuität der Betreuung durch die gleiche Person beziehungsweise durch das gleiche Behandlungsteam, wo immer dies gewünscht und möglich ist. Neben der Behandlung sind die Bedürfnisse von psychisch Kranken und Behinderten in den Bereichen von Wohnen, Arbeit und Freizeit zu berücksichtigen.
2. Die Dienste sollen überschaubar und differenziert sein. Spezifische Bedürfnisse von Kindern und Jugendlichen, von psychisch kranken alten Menschen sowie von psychisch Kranken mit speziellen Problemen wie Suchtmittelabhängigkeit, geistige Behinderung und Rehabilitationsbedürftigkeit müssen ausreichend berücksichtigt werden.
3. Die vorhandenen Ressourcen im staatlichen und privaten Bereich sollen durch Kooperation und Koordination genutzt werden. Die psychiatrische Versorgung wird als eine Aufgabe mit gemeinsamer Verantwortung von staatlichen und privaten Institutionen und Stellen begriffen.

Diese Leitlinien entsprechen internationalen Maximen, wie sie sich im Lauf von nunmehr vier Jahrzehnten Psychiatriereform entwickelt und verfeinert haben: Zugänglichkeit der Dienste, Kontinuität der Behandlung, Koordination und Kooperation der Dienstleistenden, Überschaubarkeit der Versorgungsgebiete, Differenzierung der Behandlungsfelder für Kinder und Jugendliche, psychisch kranke alte Menschen, Suchtkranke und – außerhalb der Psychiatrie – geistig Behinderte; schließlich der Vorrang ambulanter vor stationärer, weniger aufwendige vor aufwendiger Betreuung. Dies sind die Stichworte, denen wir überall begegnen, wo zwischen 1950 und 1990 eine Reform der psychiatrischen Krankenversorgung auf den Weg gebracht worden ist. Vor allem während des vergangenen Jahrzehnts hat eine weitere Differenzierung der Bedürfnisse und der Ansprüche psychisch Kranker und Behinderter auf angemessene und sozial gerechte psychiatrische Versorgung stattgefunden. Dazu gehören:

1. *Behandlung, Pflege, Rehabilitation;*
2. Wohnen, dazu gehört die Förderung familiärer Wohnformen, der Aufbau beschützender Einzelwohnungen und Wohngruppen sowie kleiner Wohn- und Übergangsheime;
3. Betätigung durch *Arbeit,* dazu gehört berufliche Rehabilitation wo immer möglich, beschützende Arbeitsplätze, wo erforderlich, die Initiierung von Selbsthilfebetrieben sowie begleitende Hilfen im Beruf;
4. Teilhabe am gesellschaftlichen Leben, dazu gehört die Unterstützung bei der Teilnahme am Leben der Gemeinschaft der Gesunden, Hilfe zur Strukturierung des Alltags, insbesondere des Tages, Förderung beim Aufbau zwischenmenschlicher Beziehungen, Freizeitangebote und Angebote im Bereich von Kultur und Sport (vgl. Expertenkommission 1988).

Die Folgen für die Organisation der psychiatrischen Dienste sind evident: Gerade chronisch psychisch Kranke aber brauchen oft weniger, als das Krankenhaus, und mehr, als der Arzt in der Praxis anbieten kann: Hilfe im Alltag, beschützende Beschäftigungsmöglichkeiten und Freizeitangebote, beschützende Wohnungen und Hilfe bei der Wiedergewinnung der Aufrechterhaltung sozialer Kontakte. Sie brauchen, wenn psychisches Leiden sie initiativelos gemacht hat, mehr als den Arzt, der in seiner Praxis auf sie wartet. Sie benötigen aktive „aufsuchende Hilfe". Sie benötigen gezielte Unterstützung in jenen Lebensbereichen, die durch psychische Krankheit und Behinderung beeinträchtigt sind. Die Expertenkommission schlägt vor, daß solche „aufsuchende Hilfe" auf kommunaler Ebene entwickelt und angeboten wird und daß die vorhandenen psychiatrischen Dienste und Einrichtungen, ebenfalls auf kommunaler Ebene, koordiniert und aufeinander abgestimmt werden.

Das Reformklima hat sich in den letzten Jahren nicht nur in der Bundesrepublik erheblich geändert. Obwohl die Personalverordnung für die psychiatrischen Dienste noch einmal einen großen Fortschritt gebracht hat, stehen allenthalben Klagen im Vordergrund. Die Psychiatriereform habe nicht gebracht, was man sich von ihr versprochen habe; sie habe gar nicht stattgefunden; sie sei steckengeblieben, weil es am politischen Willen fehle, sie durchzusetzen. Die Deutsche Vereinigung hat zudem die Probleme verlagert und durch die Vergleichsmöglichkeit mit der psychiatrischen Versorgung in den Neuen Ländern auch relativiert: Andererseits gilt folgende Feststellung: Niemand, der es nicht mit eigenen Augen gesehen hat, kann sich ein Bild von jenen Verhältnissen machen, die Ende der Sechzigerjahre in den psychiatrischen Landeskrankenhäusern in der Bundesrepublik geherrscht haben: breites Elend, menschenunwürdige, teilweise unmenschliche Lebensbedingungen überall – so der Zwischenbericht der Psychiatrieénquete.

Für mich selber am abstoßendsten, am schockierendsten, am widerwärtigsten war im Sommer 1970 die Konfrontation mit den vernachlässigten, eingesperrten und eingepferchten chronisch Kranken in verwahrlosten, schier unbewohnbaren Bettensälen im unterfränkischen Werneck, Verliese deren Außentüren in die prächtig restaurierten Hallen und Korridore des Balthasar-Neumann-Schlosses führten.

Werneck war kein Einzelfall. Überall sonst lebten damals psychische Kranke – Insassen nannte man sie – ohne eigene Kleider, ohne einen Platz, wo sie Gegenstände des persönlichen Lebens, der Körperpflege hätten verschließen können, wo sie Schmuck aufbewahren, wo sie ein Bild hätten hinstellen/oder hängen können – und wirklich kein Personal: ein Krankenpfleger, meist ohne Ausbildung für sechs Patienten; ein Arzt auf 100–120 Kranke, keine Sozialarbeiter, keine Psychologen, keine Ergotherapeuten.

Es war eine fürchterliche Zeit, ein nationaler Notstand, wie Heinz Häfner 1965 weithin ungehört verkündigt hatte, eine nationale Schande. Dennoch war es ein zähes Ringen, bis diese Zustände überwunden wurden, keinesfalls eine banale Selbstverständlichkeit.

9.3 Ergebnisse der Reform

Die Überwindung der menschenunwürdigen, teilweise unmenschlichen Zustände in der Psychiatrie der Sechzigerjahre war Anlaß zur Psychiatriereform. Aber sie wollte mehr. Sie hat auch mehr erreicht. In den $1^1/_2$ Jahrzehnten seither entstanden über 100 psychiatrische Abteilungen an allgemeinen Krankenhäusern, ebenso viele Tageskliniken, sozialpsychiatrische Dienste in nicht bekannter Zahl, beschützende Wohngemeinschaften, Wohn- und Übergangsheime, vielfältige Freizeit- und Arbeitsangebote, *Patienten*- und *Angehörigenselbsthilfe*vereinigungen vielfältiger Art und vieles andere mehr.

Es ist nicht alles gut, was da entstanden ist. Insbesondere im Wohnheimbereich wurde in der ersten Phase der Entleerung der Langzeitbereiche der psychiatrischen Krankenhäuser allzu oft der Teufel mit dem Belzebub ausgetrieben. Aber vieles ist entwicklungsfähig und korrigierbar. Insgesamt hat sich das Gesicht der außerklinischen psychiatrischen Versorgung in einer Weise verändert, daß jemand, der vor 20 Jahren dabei gewesen ist, Mühe hat, sie wiederzuerkennen.

Das gilt aber auch für den größten Teil der psychiatrischen Anstalten, die die historische Hypothek ihrer peripheren Lage und ihrer Größe oft nicht überwinden konnten. Aber verkleinert mit spezialisierten Angeboten, mit einer möglichst weitgehenden Orientierung nach außen konnten sie ihren Anteil an der Umgestaltung der psychiatrischen Versorgung leisten.

Und dennoch sind wir nicht zufrieden. Und dennoch haben wir keinen Grund, zufrieden zu sein. Viele der alten Institutionen sind nicht weit genug gekommen. Und viele der neuen entziehen sich ihren Aufgaben: psychiatrische Abteilungen an allgemeinen Krankenhäusern z.B. der Pflichtversorgung ihrer Region. Manche sozialpsychiatrischen Dienste weichen auf Psychotherapie mit klassischen Neurosepatienten aus, statt Nachsorge und aufsuchende Hilfe für Psychosekranke oder für psychisch Kranke alte Menschen zu leisten.

Die Vereinheitlichung und Verbesserung der Sozialgesetzgebung zugunsten der psychisch Kranken und Behinderten ist ausgeblieben. Die verschiedenen Gesundheitsreformen und -reförmchen machen die Weiterentwicklung zu einer Springprozession. Die große übergreifende Linie fehlt im föderativen System der Bundesrepublik ganz. Daß beispielsweise der Arzt im sozialpsychiatrischen Dienst im schwarzen Baden-Württemberg und Bayern als Einstieg in die Verstaatlichung des Gesundheitswesens gilt, während er im ebenso schwarzen Niedersachsen als Garant für die kunstgerechte psychiatrisch-medizinische Versorgung angesehen wird, ist dabei nur ein Detail.

Psychiatriereform ist nicht Teil einer umfassenden Krankenversorgungs- oder gar Gesundheitsreform. Auch wenn es streckenweise den Anschein haben mag: Die Psychiatriereform ist – zumindest in der Bundesrepublik – primär nicht sozialpolitisch motiviert, sondern humanitär und fachlich. Die psychiatrisch-medizinischen Voraussetzungen an Reformen der Behandlung haben sich durch die Entwicklung neuer Methoden von einer wirksamen Pharmakotherapie bis zu vielfältigen psychotherapeutischen und soziotherapeutischen Verfahren so verändert, daß die Formulierung neuer therapeutischer Strategien und Ziele unabwendbar war.

9.4 „Anything goes"

Manche jener Themen, die im Alltagsstreit über die Reform im Vordergrund gestanden haben, sind demgegenüber praktisch ohne Belang. Der Beschluß der Deutschen Gesellschaft für Soziale Psychiatrie aus dem Jahre 1979 beispielsweise, die unverzügliche Auflösung der großen psychiatrischen Krankenhäuser zu fordern, hat vermutlich nicht viel mehr bewirkt, als dringend benötigtes Reform- und Entwicklungspotential von diesen Einrichtungen abzuziehen. Zehn Jahre danach beherrscht das „anything goes" des postmodernen Diskurses die Debatte um die institutionelle Ausgestaltung der neuen Psychiatrie. Traditionelle psychiatrische Krankenhäuser können durchaus zeitgemäß arbeiten, wenn sie sich verkleinern und differenzieren, wenn sie spezialisierte Angebote für Sucht- und Alterskranke anbieten, wenn sie sektorisiert arbeiten. Psychiatrische Abteilungen an allgemeinen Krankenhäusern und kleinere psychiatrische Kliniken sind nur dann reformgerecht, wenn sie die Aufnahmepflicht, Patienten aus ihrem unmittelbaren Einzugsbereich zu übernehmen nachkommen, wenn sie sich nicht bestimmten schwer behandelbaren oder sozial benachteiligten Patientengruppen verweigern.

Psychisch Kranke und Behinderte bedürfen beschützender Lebensbedingungen in Wohnen, Arbeit und Freizeit, wenn sie sich nach Ablauf ihrer akuten Krankheitsepisoden nicht wieder voll sozial integrieren können. Aber wie das beschützte Wohnen aussehen soll – Heim, Wohngemeinschaft oder Einzelwohnung –, wie die Arbeits- und Freizeitangebote sich gestalten sollen, das ist weitgehend offen. Das bleibt der individuellen Relativität und Phantasie, den regionalen Möglichkeiten und Initiativen überlassen. Wir wissen inzwischen, daß es Institutionalismus – wir sprachen ja von Hospitalisierungsschäden – in einer Wohngemeinschaft oder zu Hause geben kann und daß beschützende Arbeit nicht therapeutisch sein muß, wenn sie die individuellen Probleme und Nöte des Behinderten außer acht läßt, und daß die Bedürfnisse strukturierter Freizeit beim psychisch Kranken so unterschiedlich ausgeprägt sind wie bei Gesunden.

9.5 Die Entdeckung der *Zeit als therapeutischer Faktor*

Wir wissen, ich pointiere absichtlich, daß Akutpsychiatrie einfach und Chronischkrankenpsychiatrie schwierig ist. Eine akute Krankheitsepisode kann jeder Anfänger behandeln. Ein langfristiges Behandlungs- und Betreuungskonzept unter Berücksichtigung der individuellen Bedürfnisse des Kranken entwickeln und durchhalten, verlangt Erfahrung, Beharrlichkeit und Flexibilität zugleich. In diesem Zusammenhang haben die Zeitperspektiven der Hilfe eine früher nie dagewesene Dimension gewonnen. Vor wenigen Jahren galt die Verlegung eines Kranken auf eine Langzeitstation als Kapitulation vor der Krankheit. Manche empfinden es heute noch so. In der Tat hat die neue Psychiatrie mit einer Veränderung der Zeitperspektive begonnen, mit der sog. Frühentlassungspolitik. Sie vollendet sich in der Wiederentdeckung und der Nutzung der langen Zeit als therapeutischem Faktor.

Schließlich haben wir gelernt, daß wir nicht beim Angebot von Hilfe verharren dürfen. Die traditionelle Medizin und die Psychotherapie erwarten, daß der Patient zum Therapeuten kommt. Sie kennen keine Behandlung, ohne daß der Patient motiviert ist. Demgegenüber ist die *„aufsuchende Hilfe"* ein Grundelement der neuen Psychiatrie, das der Tatsache Rechnung trägt, daß auch die Motivation erkranken kann und daß dies kein Grund für den Ausschluß von Behandlung sein darf.

Alles dies sind Elemente der Reform. Es gibt weitere im außerprofessionellen Bereich, die ich nur erwähnen will: die *Angehörigen-* und die *Patientenselbsthilfe*, die vielfältigen Ansätze der psychisch Kranken, mit chronisch rezidivierenden Leiden in der Behandlung ihrer Krankheit aktiv mitzuwirken und Strategien der Risikovermeidung zu entwickeln. Alles dies hat ein Ausmaß angenommen, das vor wenigen Jahren kaum vorstellbar gewesen wäre, in Zukunft aber noch an Bedeutung gewinnen wird.

9.6 Reform der psychiatrischen Versorgung – nicht der psychischen Leiden

Unabhängig davon müssen wir folgendes bedenken: Die Reform galt und gilt auch heute noch der psychiatrischen Krankenversorgung. Wir haben uns nicht auf den Weg gemacht, die Psychiatrie – was immer das sein mag – oder gar die psychischen Krankheiten zu reformieren. Wir haben versucht, die Behandlung und die Betreuung von Menschen mit psychischen Krankheiten neu zu ordnen, auf einen zeitgemäßen Stand zu bringen. Innere und äußere Ordnung aber sind eben nicht die hervorstechendsten Merkmale von psychischen Krankheiten und von Menschen, die von ihnen befallen sind oder die sich mit ihnen auseinandersetzen müssen. Erinnern wir uns, psychiatrische Krankenhäuser sind ursprünglich auch geschaffen worden, um ihnen zu helfen, vor allem aber, um ihnen die Ordnung der Gesunden überzustülpen. Das begann bei Samuel Tuke mit der Einführung des „moral treatment". Dies ist heute bei jenen nicht anders, die gegen ihren Willen psychiatrischer Behandlung zugeführt werden.

Was können wir unter diesen Voraussetzungen erwarten? Nicht die Heilung des verwirrten alten Menschen. Nicht die Versöhnung des Suchtkranken mit sich und der Welt und mit seinem Suchtmittel, nicht die Heilung des Schizophrenen oder Manisch-Depressiven, nicht die Befreiung des Neurosekranken aus der Konflikthaftigkeit seiner Gefühle. Wir, die wir die professionelle Psychiatrie tragen, haben möglicherweise schon viel erreicht, wenn es uns gelingt, so Sigmund Freud, neurotisches Elend in gemeines Unglück zu verwandeln. Leider bleibt uns selbst das allzu oft versagt.

Konfrontieren wir uns damit, daß wir unser allumfassendes psychiatrisches Versorgungssystem – ähnlich wie unsere Vorfahren die Anstalten, die wir heute zu überwinden suchen – nicht für jene Menschen mit psychischen Leiden ausbauen, die nach einer Krankheitsepisode mit oder ohne fremde Hilfe in ihr bisheriges Leben zurückkehren können. Alle psychiatrischen Dienste und Einrichtungen, die im Verlaufe der vergangenen beiden Jahrzehnte, der Reformjahrzehnte entstanden sind, machen Angebote an Menschen, die irgendwo auf halbem oder dreiviertel Weg zurück stehen bleiben, die mit der durch ihr psychisches Leiden deformierten Biographie zurechtkommen, mit Behinderungen und mit Vorurteilen leben müssen. Aus diesen Überlegungen ergeben sich die künftigen Strukturen der psychiatrischen Versorgung als Weiterentwicklung dessen, was wir in den letzten Jahrzehnten geschaffen haben. Aufgrund unserer Erfahrungen in dieser Zeit können wir die künftige Entwicklung pragmatischer anfangen, uns individueller auf die jeweils besonderen Gegebenheiten in einer Gemeinde oder einer Region einstellen. Ihre Entwicklung wird weniger ideologiebefrachtet sein als das in der Vergangenheit manchmal der Fall gewesen ist. Aber eines wird sich nicht ändern: Es ist leicht, Reformkonzepte zu machen. Aber es ist schwer, gemeinsam mit einer Gruppe von anderen Menschen, auf Dauer ein Behandlungs- und Betreuungsangebot zu vermitteln, das menschenfreundlich und therapeutisch, beschützend und emanzipatorisch zugleich ist, das Hilfen an den Kranken heranträgt, ohne ihn zu entmündigen, das ihn als psychisch kranken Menschen in seiner Eigenart respektiert. Aber genau das ist unsere Aufgabe.

Literatur

Deutscher Bundestag (1975) Bericht über die Lage der Psychiatrie in der Bundesrepublik Deutschland. Zur psychiatrischen und psychotherapeutisch/psychosomatischen Versorgung der Bevölkerung. Drucksache 7/4200

Expertenkommission der Bundesregierung, Empfehlungen (1988) Zur Reform der Versorgung im psychiatrischen und psychotherapeutischen Bereich auf der Grundlage des Modellprogramms der Bundesregierung. Aktion psychisch Kranke, Bonn

Finzen A (1982) Von der Psychiatrie-Enquete zur postmodernen Psychiatrie. Psychiatr Praxis 14:35–40

Freud S, zit. in Sim M (1974) Hilfe für den psychisch Kranken. Ein Grundriss der Sozialpsychiatrie zur Einführung. Evangelisches Verlagswerk, Stuttgart

Häfner H (1965) Dringliche Reformen der psychiatrischen Krankenversorgung in der Bundesrepublik, helfen und heilen. Heft 4, Okt. 1965

Psychiatriekonzept (1990) Leitbild für die Psychiatriereform im Kanton Basel-Stadt. Sanitätsdepartment des Kantons Basel-Stadt, Basel

Tuke S, zit. nach Bockhoven GS (1963) Moral treatment in American psychiatry. Springer, New York

Schlußwort

J. Fritze

Ein anstrengendes, aber zugleich auch anregendes Programm liegt hinter uns. Ich habe gelernt, daß die sozialen Aspekte der Psychiatrie mindestens ebenso kompliziert sind wie die Psychopharmakologie und die Pharmakobiochemie, auf die ich mich morgen wieder mit innerer Zufriedenheit zurückziehen werde.

Für uns als pharmazeutisches Unternehmen war die Erörterung der rechtlichen Aspekte natürlich von besonderem Interesse, denn sie berühren direkt das existentielle Problem, unter welchen Bedingungen sich zukünftig in Deutschland neue Arzneimittel entwickeln lassen.

Eine andere Erkenntnis, die ich von unserer heutigen Zusammenkunft mitnehme, ist die der Notwendigkeit, als Psychiater dafür Sorge zu tragen, daß die Psychiatrie nicht entmedizinalisiert wird. Es darf nicht noch mehr dazu kommen, daß Politik und Administration unser medizinisches Handeln reglementieren. Als Ärzte sind wir verpflichtet, unseren Patienten die bestmögliche Behandlung zukommen zu lassen – diese Maxime dürfen wir unter keinen Umständen aufgeben.

Sachverzeichnis

Springer-Verlag und Umwelt

Als internationaler wissenschaftlicher Verlag sind wir uns unserer besonderen Verpflichtung der Umwelt gegenüber bewußt und beziehen umweltorientierte Grundsätze in Unternehmensentscheidungen mit ein.

Von unseren Geschäftspartnern (Druckereien, Papierfabriken, Verpackungsherstellern usw.) verlangen wir, daß sie sowohl beim Herstellungsprozeß selbst als auch beim Einsatz der zur Verwendung kommenden Materialien ökologische Gesichtspunkte berücksichtigen.

Das für dieses Buch verwendete Papier ist aus chlorfrei bzw. chlorarm hergestelltem Zellstoff gefertigt und im pH-Wert neutral.